Orthodontic Retainers and Removable Appliances

Principles of Design and Use

正畸保持器和活动矫治器

临床设计与应用原则

编　著〔英〕弗雷迪·路德
　　　　　　扎拉那·尼尔森 - 木恩

主　审　赵志河

主　译　宋锦璘　戴红卫

副主译　郑雷蕾　黄　兰　张　赫

译　者　(按姓氏汉语拼音顺序排序)

　　　　曹　礼　冯　格　胡　波　刘　杉

　　　　吴　艳　吴晓绵　周　洁　周建萍

U0339325

天津出版传媒集团

天津科技翻译出版有限公司

著作权合同登记号：图字：02-2016-169

图书在版编目（CIP）数据

正畸保持器和活动矫治器：临床设计与应用原则／
（英）弗雷迪·路德（Friedy Luther），（英）扎拉那·
尼尔森－木恩（Zararna Nelson-Moon）编著；宋锦璘，
戴红卫主译.— 天津：天津科技翻译出版有限公司，2017.9
书名原文：Orthodontic Retainers and Removable
Appliances：Principles of Design and Use
ISBN 978-7-5433-3742-8

Ⅰ．①正… Ⅱ．①弗…②扎…③宋…④戴… Ⅲ．
①口腔正畸学－矫治器 Ⅳ．①R783.508

中国版本图书馆 CIP 数据核字（2017）第 213972 号

Orthodontic Retainers and Removable Appliances：Principles of Design and Use by Friedy Luther and Zararna Nelson-Moon，ISBN：978-1-4443-3008-3.

授权单位：John Wiley & Sons Limited.
出　　版：天津科技翻译出版有限公司
出 版 人：刘 庆
地　　址：天津市南开区白堤路 244 号
邮政编码：300192
电　　话：(022)87894896
传　　真：(022)87895650
网　　址：www.tsttpc.com
印　　刷：天津市银博印刷集团有限公司
发　　行：全国新华书店
版本记录：787×1092　16 开本　10 印张　300 千字
　　　　　2017 年 9 月第 1 版　2017 年 9 月第 1 次印刷
　　　　　定价：98.00 元

（如发现印装问题，可与出版社调换）

中文版序言

很荣幸受主译宋锦璘、戴红卫两位教授邀请为本书作序。在重庆医科大学附属口腔医院正畸科(国家临床重点专科建设单位)翻译团队的努力下,《正畸保持器和活动矫治器:临床设计与应用原则》顺利完成翻译并成功付梓,相信本书将为口腔正畸学事业的发展起到一定的推动作用。

为了保持矫治完成后的效果,维持牙齿位于美观、健康的功能位置,常建议患者配戴保持器。许多正畸学家以及众多临床研究都认为,"正畸后保持"是必需的,是完整正畸治疗必不可少的环节。但是,在临床实际操作过程中,常常忽略了保持器的设计和应用,大多只注重前期矫治方案的设计,这样的治疗是低效的,会导致严重的复发。因此,保持器设计和应用原则的详细阐明将对牙颌畸形矫治整体方案的明确和完善大有裨益。

活动矫治器主要用于阻断性矫治,在早期牙颌畸形的矫治过程中发挥着至关重要的作用。目前,通过数字化、个性化设计制作的活动矫治器、保持器,其种类和应用均更加丰富和灵活。但是,对于活动矫治器应用时具体的操作原则比较模糊,甚至在使用或调整过程中有无从下手的感觉。在无托槽隐形矫治技术流行的当下,本书也设立专门章节进行阐述,无疑对初涉口腔正畸学的各位同仁来说是非常及时的。

本书共有 11 章,第 1 章概述了相关基础知识,明确了相关的概念及临床原则。第 2 章至第 6 章,以及第 10 章、第 11 章,主要围绕活动矫治器的适应证和具体实例进行阐述,与以往其他相关书籍不同的是,第 6 章设置了自我测试部分,不仅可供读者有效复习前面所学的内容,而且可使读者达到融会贯通、学以致用的效果,真正领会书中深意,是一个很闪亮的创新点。第 7 章至第 9 章主要介绍了保持器的相关内容,分析了复发的主要原因,总结了临床上保持器的常见问题和处理等。本书内容侧重口腔正畸临床实践,是一本值得推荐给国内同道学习和参考的实用性好书。

本书的主译宋锦璘、戴红卫教授多年来一直从事口腔正畸学和活动矫治的理论和实践研究,对相关内容进行了深入的总结和提炼,积累了深厚的专业功底;其他译者也都是长期从事正畸临床治疗方面的专家,有的是从海外学成回国的年轻学者,有的则是国内较早开展这些技术的先行者之一,他们丰富的理论知识和临床经验使本书达到了"信""达""雅"的境界。该书中文版的出版发行,将有助于新技术、新方法的推广,利于提高广大正畸医务工作者的临床治疗水平。

中华口腔医学会正畸专业委员会前任主任委员

2017 年 8 月

中文版前言

历经几个月的辛苦努力,重庆医科大学附属口腔医院正畸科(国家临床重点专科建设单位)翻译团队共同完成了《正畸保持器和活动矫治器:临床设计与应用原则》一书的翻译工作。本书作者为英国查尔斯·克利福德牙科医院弗雷迪·路德医师和约克教学医院 NHS 信托基金会的正畸医师顾问扎拉娜·尼尔森-木恩博士。该书立足于口腔正畸临床实践精要,将活动矫治器和保持器的设计及临床应用原则详尽地呈献给大家,不仅图文并茂,且临床经验总结细致,适合口腔临床医师、技师、本科生、研究生、住培生等不同学习阶段的读者学习、了解。

本书的翻译过程也是一次学习过程,翻译团队成员都感触良多。该书总体内容设计新颖,与其他同类书籍的编排有很大不同,没有大段理论和基本概念部分,主要侧重于活动矫治器和保持器临床经验的总结,更加贴近临床正畸情况,侧重临床问题的分析和处理,可以使读者生动、形象地理解相关知识点,避免枯燥乏味。此外,本书还设立了自我测试部分,让读者更容易根据学习到的基本知识来分析临床问题。

该书字里行间都体现出以患者为中心的行文方式。在对患者的诊断设计中,充分考虑到患者各方面的情况,给予恰如其分的建议和帮助。正畸保持器及活动矫治器的适用群体主要为儿童和青少年正畸患者,患者自身的特点和对舒适、美观方面的要求更为突出。作者在书中充分阐释了患者的哪些动作和误解可能会影响最终治疗效果,指出了需要避免的临床措施,这些对细节内容的介绍在其他类似书籍中较少。此外,该书图片较多,每个过程都有详细的图片实例,易于读者联系临床的类似病例,使读者体会到言之有物,不至于泛泛而谈或晦涩难懂,有助于读者产生共鸣。

参加此书翻译的译者均为重庆医科大学附属口腔医院正畸科医师,研究生周梦娇、李涵、陈倩、旷运春、向明丽、谭敏敏、邓岳佳、孙丞君、柏思羽、谭玺、张夏、胡琴、张鑫也在本书翻译过程中付出了辛勤劳动,在此对他们一并表示感谢!本书的出版发行也得到了天津科技翻译出版有限公司及重庆市卫计委的大力支持,在此表示感谢!由于时间紧以及水平和能力的限制,书中难免会有疏漏之处,敬请广大读者给予批评指正。

中国 重庆

2017 年 8 月

前　言

本书的写作目的以及适用对象是什么？

本书旨在丰富和补充多年来文献中报道较少的相关内容。英国口腔协会(GDC)要求牙科医学生学习并掌握有关正畸诊断和阻断治疗原则的内容(及其他相关专业知识)。目前尚未有书籍就阻断性治疗矫治器的设计原则做出简明、详尽的解释。因此，本书将就这些问题做出解答。

以往很多报道都对原则性知识进行过阐述，但这些原则常常被过多的细节所掩盖。过多的理论解释会使学习过程复杂化，不易于理解。书本中的建议往往是针对标准化、常规的矫治器而言。而当此类矫治器不能满足治疗需求时，这个放之四海皆准的方法就不那么适用了。因此，我们纳入了"自我测试"章节，在本章中，读者可进行自我评估并观察上颌活动矫治器是否符合治疗需求。

此外，在某些情况下，有必要推荐患者向正畸专科医师或专家咨询。例如，对某些患者是否需要先进行初期阻断性治疗，后期诊断性治疗是否必要，尽管多数情况我们期望阻断性治疗即能达到预期效果。再次强调，GDC要求牙科毕业生有能力基于评估标准做出合适的转诊。这也是本书另一方面的建议——如何写一封好的转诊信。

本书同时包含了关于正畸保持器基本知识的一个章节：广大患者都希望在经过较为漫长的固定矫治后，其牙齿的整齐度能够长期保持。从事正畸治疗的专科医师需在患者的治疗阶段投入大量精力。矫治结束后，如果这些患者愿意长期配戴保持器，则可回到非正畸专科的全科牙医那里，由这些牙医来负责患者的后期复诊并处理保持器的相关问题。然而，目前有助于这些全科牙医来完成这项任务的专业知识较为匮乏。因此，本书旨在为全科牙医提供一些基本指导，以利于他们解决这些问题。

此外，下颌活动矫治器虽然应用并不普遍，但还是会在个别病例的矫治过程中涉及，本书也对其相关内容进行了一定阐述。本书还特别为专科实习生设计了一个章节，包含了活动矫治器的一些其他用途，这些内容涵盖了功能性矫治器设计的基本原则和真空成型矫治器的用途。

本书适用于接受过正畸诊断基本训练，有一定理解能力，并对基本术语熟悉的牙科专业本科生。同时，我们也希望本书对需要掌握阻断性治疗相关知识的正畸专业研究生、正畸治疗专科医师、合格的全科牙医、正畸技师以及儿童口腔专业研究生有一定帮助。

弗雷迪·路德

扎拉那·尼尔森-木恩

致　谢

我们希望本书能够为新一代正畸学专业学生提供帮助或参考。除了尽可能清楚地以文字来阐述相关内容外，我们在图片或照片资料收集过程中接受了众多同事、临床医师和研究生的热心帮助。Jay Kindelan(约克教学医院 NHS 信托基金会正畸医师顾问)为我们撰写了本书第11章，给予了我们巨大的支持。

我们尤其感谢允许我们使用其临床照片的患者们。如果没有他们的帮助，我们将无法完成本书的编写。

感谢以下同事和科室的鼎力相助，他们为我们提供了大量照片和图片素材(排名无特别顺序)：

查尔斯·克利福德牙科医院，谢菲尔德教学医院 NHS 信托基金会/临床牙科学院，谢菲尔德大学：

Fiona Dyer，正畸医师顾问；

Joanne Birdsall，CCST 专科住院医师；

Say Mei Lim，正畸医师；

Peter Germain，SpR；

Rachel Norman 和 Jane Kilvington，正畸治疗专家。

利兹口腔学院/利兹教学医院 NHS 信托基金会/利兹大学：

David Morris，正畸医师顾问；

Angus Robertson 以及医学和牙科图解团队；

Michael Flynn 和正畸技师；

Jacki Keasberry，儿童口腔学研究生。

圣卢克医院，布拉德福德/布拉德福德教学医院 NHS 信托基金会：

Simon Littlewood，正畸医师顾问；

Carol Bentley，正畸治疗专家。

约克教学医院 NHS 信托基金会：

Sandra Hudson，正畸治疗专家；

Mike Pringle，医学图解系。

Andrew DiBiase，正畸医师顾问，伊斯特肯特大学医院 NHS 信托基金会。

同样要感谢以下人员或机构的帮助：

Jancyn Gardiner 为我们提供及时的法律咨询；

Clearstep™ 许可我们在第 11 章采用的图(如前所述)；

牛津大学出版社(许可使用图 2.1)。

最后，向一直以来同样付出辛勤劳动的朋友和家人，以及电子期刊出版团队(包括 Sophia Joyce，Lucy Nash 和 Katrina Hulme-Cross)致以诚挚的感谢。

缩 略 语

全文用到了以下缩略语：

EOT：口外牵引

FABP：前牙平面导板

FMPA：眶耳平面–下颌平面角

GDC：英国口腔协会

ICP：牙尖交错位

IOTN：正畸治疗需求指数

LRA：下颌活动矫治器

MOA：咬合中度打开的肌激动器

PIL：患者注意事项单

RCP：后退接触位

URA：上颌活动矫治器（不要与右上颌乳中切牙相混淆）

VFAA：真空成型主动矫治器

VFR：真空成型保持器

牙位符号：使用字母和数字式的牙位记录法。例如：右上侧切牙将被记作 UR2。

目　录

第 **1** 章

假设:在使用本书前你应该知道和了解什么

作为本书读者,您应该知道从本书中获得的并不是正畸学教材的重复传授。它更着重于阐述实际应用中的两个方面,这两个方面虽然细微但非常重要。

- **阻断治疗**:对处于生长发育期、混合牙列期的患者,该治疗直接影响患者的最终治疗效果。英国口腔协会要求医生能够辨别出患者是否需要阻断性治疗,并能够对其治疗原则进行合理解释。

- **保持**:对于大多数患者来说,这是正畸治疗中越来越重要的一个部分。越来越多的患者希望通过长期、复杂的正畸治疗后,矫治效果能够得以保持(只要可行)。因此,口腔全科医生将需要接手负责患者的保持器护理需求。而且虽然上颌活动矫治器(URA)主要适用于儿童阻断治疗,但保持器在儿童或成年患者群体中均被广泛应用。

本书将给出一些相关建议:

- **如何写好转诊信**(符合英国口腔协会规定),例如,当患者需要转诊到专科医生接受综合性正畸治疗时。

- **当口腔全科牙医需要负责监督患者的**保持器配戴情况时,需要哪些技巧以及为什么应该由口腔全科牙医来负责患者的保持器复诊。

此外,在相应的章节中也为实习生介绍了下颌活动矫治器(LRA)。

作者承认,本书所列出的建议可能与每位临床医生的想法有所不同。然而,医生们在治疗方法上的细微差别在所有专业中都是存在的。这里采用的是我们通过临床实践证实有用的方法,是一个基于临床经验的基础临床指导,所以不适合作为教学性的授课资料。

本书假定读者已具备本科水平的正畸知识。因此,在书里没有解释正畸专业术语,如覆盖、覆𬌗、骨型、切牙或磨牙关系等。同样,也没有对如何进行正畸诊断进行系统性介绍,仅指出与所阐述对象相关的诊断方面的问题。

同样,本书也未涉及如何进行所有的正畸治疗,因为这是一个专业领域。本书给出的是指导性建议,即何时考虑阻断治疗以及如何治疗,但这也可能不全面,因为没有两名患者的情况完全相同。一种治疗是否合理、可行，其诊断受多方面因素的影响。

此外，本书没有讨论患者的知情同意、正畸治疗风险以及风险/利益比平衡。虽然这些都是关键问题，但本书假定通过本科学习读者已具备相关知识。

最后，本书显然没有提供任何直接的临床经验。

（宋锦璘　周洁　胡波　译）

第2章
上颌活动矫治器:适应证及设计原则

上颌活动矫治器(URA)是一种仅适合上颌牙弓的"活动托槽"。过去,上颌活动矫治器用于矫治许多错𬌗畸形,包括严重的安氏Ⅱ类1分类。但由于大多错𬌗畸形需要多种形式的移动(使用固定矫治器)来获得足够的治疗效果,而活动矫治器只能完成非常简单的移动,如牙齿倾斜,所以显得不再适用。固定矫治器也能使牙齿倾斜移动,但不同于活动矫治器,固定矫治器还能使牙齿发生整体移动(包括旋转、压低、伸长)及转矩控制。因此,关于主动治疗,本书主要针对非常有限的错𬌗类型的阻断治疗。如果需要牙齿移动,则局限于倾斜移动。在第10和第11章将介绍一些例外情况。

学习成果

阅读本章后,你应该了解:
- 上颌活动矫治器的适应证。
- 支抗的重要性。
- 活动矫治器的优缺点。
- 上颌活动矫治器的组成部件。

- 上颌活动矫治器组成部件的外形。
- 上颌活动矫治器的设计原则及步骤。
- 按时复诊的重要性。

正畸治疗的前提

我们必须知道,对寻求各种正畸治疗的患者来说,在正畸治疗前必须保持口腔健康(包括饮食控制)以及口腔卫生良好。因此在转诊前,转诊医生必须确保患者具备较好的口腔健康条件,如无急性龋、牙龈炎或牙周病,且口腔卫生状况良好,这也是正畸治疗的基础要求。最近,美国一些统计指出,约30%的患者在正畸就诊时有未被发现或尚未治疗的龋齿。这会浪费患者大量时间,因为正畸医生不会接受口腔健康状态及口腔卫生/饮食控制差的患者。因为在口腔健康不佳的情况下,任何矫正治疗都会引起牙或其支持组织的明显问题,如龋坏等。这种损坏比口腔健康状况良好时更快、更严重。而且一旦安放矫治器,牙齿的修复治疗也会比较困难。

作为转诊医生,如果你的患者没有良好

的口腔健康条件但想要进行正畸治疗，你需要对患者及家属解释为什么此时不适合正畸治疗，以及正畸治疗过程中不良口腔健康状态会导致的后果。如果治疗推迟到生长发育结束或接近结束时，治疗将会更困难、更复杂。因此，除非口腔健康条件得到改善，否则正畸治疗将不可行。

口腔卫生状况不佳会导致矫治器周围和下方的牙釉质脱矿，包括固定矫治器附着处。这种脱矿在矫治器就位后几周即可发生，严重的可造成龋洞。在固定矫治病例中，通过正畸矫治获得的良好咬合及美观的微笑将被牙齿唇面上的斑纹影响而功亏一篑(见图 5.20)。然而，上颌活动矫治器造成的损坏可能隐藏在腭侧而被患者及粗心的医生忽略。

在存在牙龈炎和(或)急性牙周炎的牙槽骨中，牙齿移动会加速牙槽骨的破坏。因此，除非这些疾病被彻底控制，无牙龈出血、牙周袋且患者能够维护口腔卫生，否则不能开始移动牙齿。

值得强调的是，在安放矫治器前，必须进行完善的正畸专科评估(包括相应的 X 线片)和诊断。通过分析得到问题列表，从而设计合适的治疗方案。本书假设读者了解这些内容，因此没有详细叙述这些细节。若读者缺乏有关正畸分析、诊断及治疗的相关知识，则需要查阅其他相关书籍。

支抗

在讨论如何设计上颌活动矫治器前，需要简单回顾一下正畸治疗的一个重要方面——支抗。如果支抗设计不合理，正畸治疗不仅容易失败，而且还可能加重原来的错𬌗畸形。

什么是支抗？

支抗指阻止不希望发生的牙齿移动，即指阻止牙齿的错误移动。牛顿第三定律认为："对于任何一个力都存在一个大小相等、方向相反的力。"

在正畸中，由于牛顿第三定律，我们很容易发现不需要的牙齿移动。为了减少这些不需要的牙齿移动，在上颌活动矫治器治疗过程中仅有一颗或两颗牙同时移动是被广泛接受的。这意味着用多数牙来抵抗少数牙或单颗牙移动。这是由于多数支抗牙比少数牙有更大的牙根表面积(举例见图 2.1)。等大反向力将被分散到与矫治器接触的牙齿上，从而分散至牙根表面。牙根大的牙比牙根小的牙更能抵抗较大力量，但如果矫治器接触许多牙齿，经过力的分散，每颗牙将受到相对较小的力，这种轻力不会引起明显的牙齿移动。联合多数牙可以作为增强支抗来抵抗少数牙移动。然而，以反𬌗矫治为例，可以用螺旋扩大器作为加力部件使双侧牙列互为支抗。由于牙列两侧牙根总面积大致相等，螺旋扩大器以一种交互移动的方式使双侧牙列颊向移动。

支抗丢失的原因

当失去控制时，支抗很容易丢失。

操作因素

- 诊断、治疗计划不正确。
- 弹簧过度加力。
- 上颌活动矫治器设计不合理，如钢丝尺寸过大、加力力量过大。
- 弹簧设计不合理或技工室设计单指示不明确。

患者因素

- 未按医嘱配戴矫治器。
- 弹簧变形产生额外矫治力。
- 矫治器破坏，牙齿移动失控。
- 未按时复诊，牙齿移动失控。

制作因素

- 未能按照技工室设计单的要求制作矫治器。

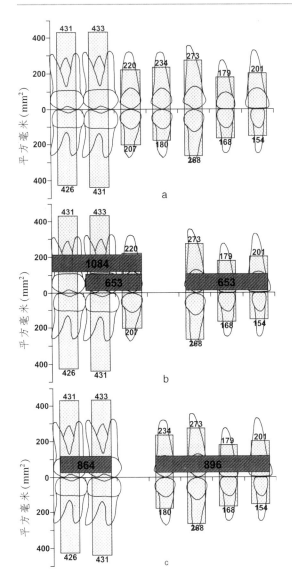

图 2.1　支抗。较大的牙齿有更大的牙根表面积。相互对抗的各组牙齿将决定支抗平衡。(Reproduced from Nelson-Moon ZL(2007)Craniofacial growth, cellular basis of tooth movement and anchorage. In: L Mitchell (ed) *An Introduction to Orthodontics*, p.46, Figure 4.20, by permission of Oxford University Press.)

• 技工室设计单不明确，导致矫治器制作错误。

支抗丢失的后果

支抗丢失最严重的情况是加重原有错𬌗畸形。例如，如果用较大的力使一颗或多颗牙

齿远中移动，同牙弓的其他牙齿会受到等大、反向的矫治力而近中移动。特别是如果达到最适力水平(25~50g)，将导致所有支抗牙近中移动，这会导致覆盖明显增加。只要该力存在，覆盖会持续增加。换句话说，医生治疗失控或能力不足有可能导致正常覆盖最后变成深覆盖。患者结束时会抱怨"难看的牙齿"，这是由于正畸治疗导致的错𬌗问题，并且很难纠正。从以上列表可以看出，操作者造成的支抗失控比患者造成的情况要多。

支抗来源

由于与上颌活动矫治器接触的所有牙齿及腭部组织可以增强支抗，因此矫治器的组织适合性就非常重要。通过口外来源(如头帽)来增强支抗的情况很少。某些情况下，可以通过临时支抗装置(TAD，即微种植体)来增强支抗，现在常与固定矫治器联合使用，但相关的新进展不在本书的讨论范围。

由于本书讨论范围有限，因此建议读者参考其他书籍，以了解怎样获得并管理支抗。然而，本书第 3 章将简要介绍与矫治器设计实例有关的支抗问题。

上颌活动矫治器的组成

上颌活动矫治器通常由塑料基托和不锈钢丝组成。不锈钢丝具有以下功能：

• **矫治器固位**。所有上颌活动矫治器都需要。

• **移动牙齿**。弹簧是加力部件，仅主动矫治器需要。

• **阻止一些牙齿移动**。被动部分仅保持牙齿不动。它们由钢丝或塑料组成，一般在被动矫治器上多见，同时可能出现于主动矫治器上。

对一些上颌活动矫治器，加力部件采用螺旋扩大器而非弹簧来移动牙齿。

图 2.2 展示了一例上颌活动矫治器。主

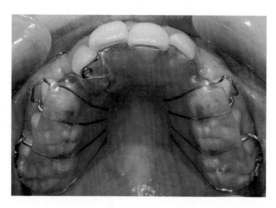

图 2.2　上颌活动矫治器示例。图中所示为使用 Z 形簧纠正切牙反𬌗。

动上颌活动矫治器仅倾斜牙齿，被动上颌活动矫治器维持牙齿位置。这就是上颌活动矫治器的全部功能，与我们所说的能控制牙齿所有移动方式(包括倾斜移动)的固定矫治器不同。

被动上颌活动矫治器有两种类型：

- **间隙维持器**：其目的是防止间隙周围的移动至其他牙齿即将萌出的间隙。
- **保持器**：其目的是在主动矫治后维持牙齿在新的位置上。它们也能用于维持主动矫治所开展的用于后期修复的间隙，如缺牙症患者。矫治器将在第 7 章至第 9 章分别讨论。

除了一些常规保持器（如第 7 和第 8 章中的压膜保持器)以及间隙保持器外，所有其他上颌活动矫治器的组成包括：

- **固位部件**：通常是不锈钢丝弯制的卡环，最常见的是 Adams 卡环(适用于前牙、后牙，又称为改良的箭头卡环)或 Southend 卡环(适用于一个或两个联合成一体的前牙)。C 形卡环或唇弓偶尔也用于固位，但唇弓更多用于保持器。其他形式的固位部件也有但较少使用。例如，环形卡环也可用于固位，但更常用于双𬌗垫功能矫治器的下切牙位置（见图 10.3 和图 10.4）。
- **丙烯树脂基托**：在被动矫治器中常为未改良型，但在主动矫治器中有时会用于后

牙𬌗垫或咬合板。

- **加力部件**：最常见的是弹簧，偶尔也有螺旋扩大器，唇弓极少使用，由于唇弓使用的适应证(见第 3 章)非常有限，在大多数情况下为了牙齿主动移动最好不要使用唇弓。

当用上颌活动矫治器倾斜牙齿，每个弹簧必须施加轻力(25~50g，最大 50g)。加力弹簧所施加的力必须用弹簧测力计（如图 2.3 所示）测量。上颌活动矫治器中作为加力部件的弹簧依赖于医生加力，这不同于患者可以自己加力的螺旋扩大器。因此，后者仅用于前者使用不便的情况下，如在几个相邻牙均需要倾斜移动，而弹簧过多会使矫治器太复杂影响就位，另一种情况是在固位要求很高时。相比弹簧，螺旋扩大器的缺点是加力较大，不易控制。

上颌活动矫治器的适应证

记住，主动上颌活动矫治器只能产生牙齿的倾斜移动。基于适量牙齿倾斜移动的前提，上颌活动矫治器的适应证归纳如表 2.1。

活动矫治器的优缺点

优点

- **支抗充足**：与固定矫治器不同，活动矫治器通过与腭部组织接触而增加支抗。
- **较短的椅旁操作时间**：技工室制作可节省椅旁时间，矫治器就位简单、迅速，仅需少量调整。
- **有效减小覆𬌗**：按医嘱配戴矫治器，所有下前牙可以自由萌出。
- **能产生较大的牙齿移动**：当使用螺旋扩大器加力时。
- **易于维护良好的口腔卫生**(虽然未通过实践证实，但至少理论上可以预测)：矫治

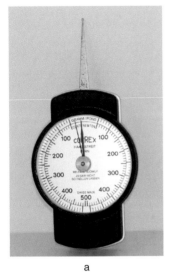 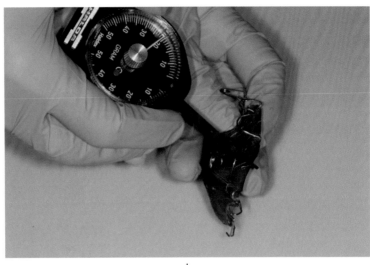

a　　　　　　　　　　　　　　　　b

图 2.3　弹簧测力计示例。有口外(a)和口内(b)两种。口内测力计正被用于测量加力后腭侧指簧的力量。

表 2.1　主动和被动上颌活动矫治器的适应证

主动	被动
倾斜移动扩弓	间隙维持器
沿牙弓近中/远中倾斜移动牙齿	保持器
唇向/颊向倾斜移动牙齿	
减小覆𬌗	
减小覆盖	

器必须取下清洁。

● **可用于混合牙列**：通过修改，上颌活动矫治器能避开即将脱落的乳牙。

缺点

● **依赖患者合作**：若患者未按医嘱配戴矫治器，则无法达到预计的治疗效果。

● **口腔卫生**：同样的，若患者不严格遵医嘱，口腔卫生健康状况极易破坏。尽管患者可以取下活动矫治器并清理干净，但其口腔健康状况也会受到影响。医生也有责任告知患者口腔健康状况不佳发生的时间和区域。

● **仅能产生牙齿倾斜移动**：正畸牙移动需要倾斜移动之外的其他移动方式时，需联

合固定矫治器。

● **影响发音**：如果上颌活动矫治器配戴正确，这只是一个暂时的问题。

● **需要技工室生产**：这需要一定时间和费用，但可简化椅旁操作。

设计

技工室设计单的填写

设计任何活动矫治器的一个非常重要的部分是能够在技工室设计单上正确地进行设计。和可摘局部义齿一样，所有活动矫治器的各组成部分都应首先在设计单上画出来，然后附以文字描述。

图示应显示出：

● 弓丝设计。

● 基托以及可能需要的基托改良。

● 如果需要用到螺旋扩大器，螺簧安放位置及树脂基托从何处分离。

● 矫治器应用于哪些牙齿上。

文字描述应：

● 写出各部件（如弯制弓丝或改良基托）

的名称。

 • 描述各部分所用不锈钢弓丝的直径。

 • 描述所需要改良基托的分布范围，如覆盖上颌左右第 前磨牙至第一磨牙𬌗面远中。

 • 表明弓丝或改良基托应用于哪些牙齿。

 • 给出任何其他有用或有帮助的内容，例如："如果倒凹足够的话，请在右侧上颌第一乳磨牙放置 Adams 卡环，或在右侧上颌第二乳磨牙及第一磨牙放置双箭头卡环。"

通过这种方式，技工就可以从医生所画的图示和文字描述中准确地知道所设计的矫治器的精确细节、外观和结构。文字和图片这两种互补的设计应该是相互支持的。否则，技工就应立即询问给出设计的临床医生，以解决疑问和分歧。

如何在设计单上画部件以及如何附书面指示在图 2.4 至图 2.11，以及第 3 章中有描述。

本章将逐步讲解上颌活动矫治器是如何设计的。众所周知的一个缩写是 ARAB，它是各单词首字母的缩写：Active（加力）、Retention（固位）、Anchorage（支抗）和 Baseplate（基托）。它为我们需要考虑的步骤提供了一个简单的目录。

A：加力部件

假如你决定移动某个牙齿，那么下一步就应考虑如何最有效地实现牙齿移动，也就是说，应该使用什么加力部件。

选择什么？

目前，现实的选择是弹簧或螺旋扩大器。弹簧应被视为第一选择，因为它：

 • 只由操作者加力（所以不像螺旋扩大器，弹簧的作用不依赖患者合作）。

 • 比螺旋扩大器体积小。

 • 比螺旋扩大器经济、便宜。

相反，如果想要多颗牙齿同时朝一个方向倾斜，那么螺旋扩大器通常比弹簧更加适合，因为拥有很多弹簧的矫治器很复杂且患者很难适应。

 • 当固位很重要且矫治器需要固位于将要移动的目标牙时，螺旋扩大器在这种情况下有独特优势。在这种情况下，螺旋扩大器是唯一选择。

 • 然而，螺旋扩大器完全依赖患者的理解与配合，而且它体积大且较昂贵。

过去常使用弹性牵引，弹性牵引甚至在上下颌活动矫治器之间使用，但由于易引起下颌矫治器脱位甚至从牙齿上弹开，其效果常令人

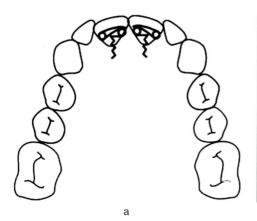

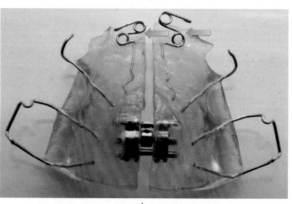

a   b

图 2.4　设计单上所画的 Z 形簧(a)和矫治器上的 Z 形簧(b,箭头所指)(也展示了 C 形卡环和 Adams 卡环)。

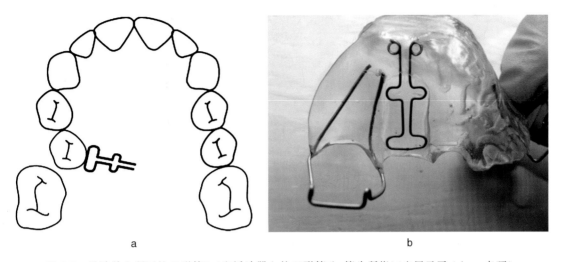

图 2.5 设计单上所画的 T 形簧(a)和矫治器上的 T 形簧(b，箭头所指)(也展示了 Adams 卡环)。

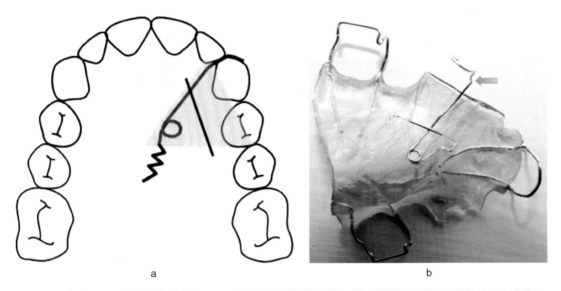

图 2.6 设计单上所画的腭侧指形弹簧(a)。矫治器上的腭侧指簧(b，箭头所指)(也展示了弹簧槽盒和安全丝，Adams 卡环和一个仅包绕单颗牙齿的改良 Southend 卡环)。

失望。弹性牵引也常用于颌内来减少覆盖，但一不注意可能会滑到牙龈下面或造成不尽如人意的牙弓前部"扁平型"外观。但目前，弹性牵引联合上颌活动矫治器在牵引外科开窗助萌或部分萌出的牙齿方面颇为有用。

各种各样的弓形(如 Robert 牵引器)过去被用来减少覆盖，但由于现代正畸对高质量效果的需求，目前已很少应用。由于减少覆盖需要通过谨慎地控制牙齿整体移动来实现，所以要防止牙齿过度舌倾，这就意味着到目前为止，固定矫治器仍是较为合适的选择。

建议

● **唇倾前牙**，建议使用 Z 形簧(它比 T 形簧更适合前牙舌侧外形)。

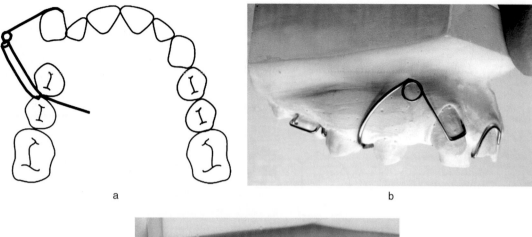

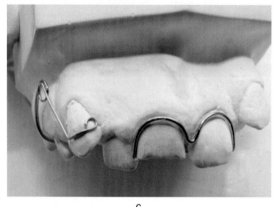

图 2.7　设计单上的颊侧尖牙内收簧(a)和颊侧尖牙内收簧实例(b,c)(也展示了上颌中切牙的 Southend 卡环和 Adams 卡环)。

- 颊倾后牙,建议使用 T 形簧(它比 Z 形簧更适合后牙腭侧外形)。
- 沿牙弓近中或远中向移动牙齿,建议使用带有 V 形槽和保护丝的腭侧指簧(这些都应该具体写在设计单上并在单上附以较详细的描述)。
- 当尖牙近中倾斜及颊侧拥挤时,有些病例可以使用上颌活动矫治器来排齐,这种情况还应使用颊侧尖牙内收簧,但控制效果可能不太理想,通常固定矫治器能达到更好的结果。不应使用腭侧指簧来矫治,因为它不能很好地与牙齿贴合而导致牙齿旋转,而且会导致细丝在较大范围内没有支持。

V 形槽和保护丝

弹簧的稳定性至关重要,也就是说,使弹簧只按照计划或期望的方向对牙齿加力。显然这有一些局限,但重要的是腭侧指簧位于从树脂基托上切出的 V 形槽里。而且,当弓丝从基托伸出时应使保护丝位于弓丝游离端的上方。这两种设计特征可以形成如下优势:

- 防止弹簧扭曲。
- 允许自由、无障碍的移动(如果 V 形槽制作正确的话)。
- 保护丝可减少弹簧垂直平面上被扭曲的概率,也就是说,它可以帮助维持正确的牙齿接触位置。

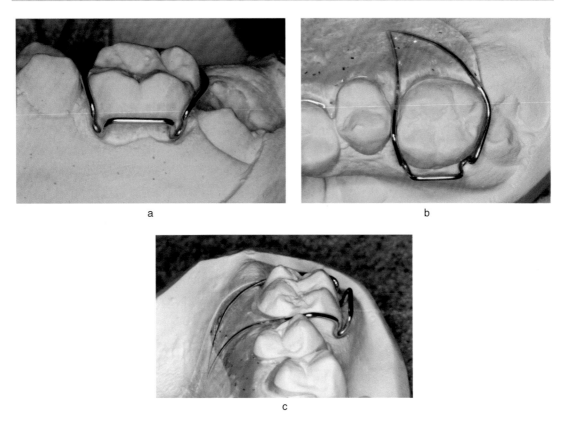

图 2.8　制作良好的 Adams 卡环示例。(a)Adams 卡环必须包绕颊侧倒凹的近远中。(b)横梁不能设计得离磨牙颊面太近或太远。(c)邻面弓丝应恰好接触。这些特征既能实现良好固位又能使患者尽可能舒适,且方便临床医生和患者戴用。Adams 卡环的技工室设计单见图 2.13。

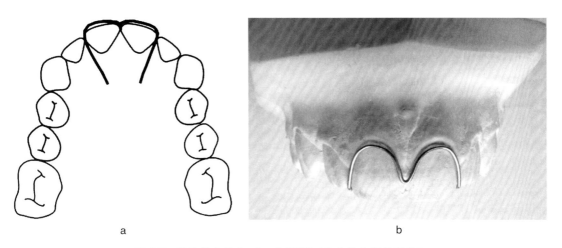

图 2.9　设计单上的 Southend 卡环(a)和它的临床外观(b)。

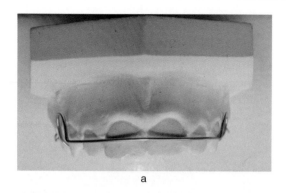

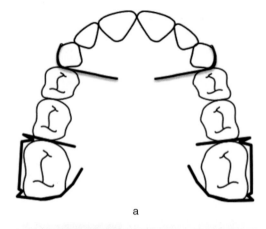

a

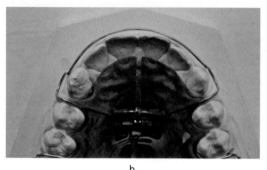

b

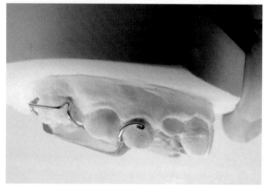

b

图 2.11　设计单上的 C 形卡环(a)以及 C 形卡环实例(b)(也可见图 2.4)。

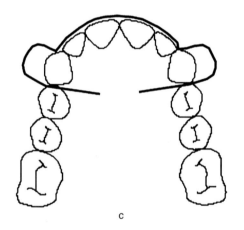

c

图 2.10　带 U 形曲的唇弓前面观(a)、咬合面观(b)和设计单图示(c)。

这些弹簧的外观示例如图 2.4 至图 2.7 所示，同时展示了在设计单上应该怎样描绘这些弹簧。

R:固位

现在考虑装置如何就位。金标准就是通常前部和后部都必须(没有例外)有固位。这并不意味着卡环一定要固位在上颌中切牙

上，只是要尽可能地向前延伸。

固位部件有哪些类型？

固位几乎常常由 Adams 卡环(用于前牙或后牙；图 2.8)、Southend 卡环(通常用于两个相邻前牙，但也可用于单个前牙；图 2.9)或偶尔由唇弓来实现(图 2.10)。C 形卡环也可用来固位(见图 2.4b 和图 2.11)。

后部固位常常很容易确定，基本上 Adams 卡环很少变动，它可以也应该置于上颌第一磨牙上。前部固位应放置在什么地方由以下因素决定：

• 牙齿类型(某种程度上是由于牙齿的位置——旋转的牙齿可能不易被卡抱住)。

• 牙齿状态。

- 实现牙齿移动所需的间隙。

固位部件应该如何放置?

我们需要考虑两个关键点:

- **各部件分布的总体设计,**应该分布成什么形状,如形成矩形或三角形(图 2.12 和图 2.13)。

- **是否有间隙以及我们希望移动的牙齿所需间隙在哪里?**例如在唇倾侧切牙时,如果上颌恒中切牙和恒尖牙或乳尖牙间间隙仅够侧切牙移动,那么卡环就不能放置在侧切牙相邻牙齿上。因为弓丝(卡环通过邻接点的部分弓丝) 会占据上颌侧切牙向前移动所需的部分间隙,且会阻碍其移动。

固位部件的整体分布情况

记住:金标准就是必须(无例外)前后部分都有固位。前部固位体放置在上颌中切牙上是比较理想的,因为这样可以在最大程度上避免矫治器摆动。

这意味着固位体放置可使卡环排列成下列任意一种形状:

- 矩形。
- 方形。
- 三角形。这种情况下三角形底边通常应在上颌左右第一磨牙连线上,或在某些特殊情况下,应该在一侧上颌第一磨牙与另一侧上颌第二磨牙的连线上。

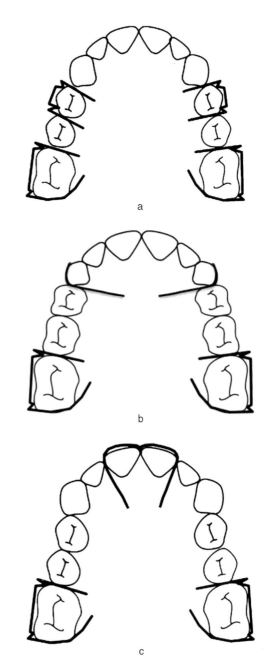

a

b

c

图 2.13　设计单上的方形/矩形和三角形的固位分布(分别是 a~c)。

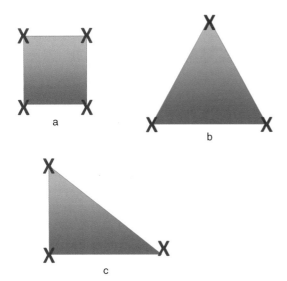

a

b

c

图 2.12　固位部件放置使卡环在牙弓周围可以排成矩形/方形(a)或三角形(b,c)。

例如，Adams 卡环（或其他类型的固位卡环）根据情况应该被放置于上颌第一磨牙和上颌第一前磨牙或第一乳磨牙（矩形）；上颌第一磨牙和上颌尖牙或上颌乳尖牙（方形）；上颌第一磨牙和上颌右侧中切牙/侧切牙（各种三角形）。这其实存在各种可能性。固位分布可能的形状如图 2.12 所示，这些形状在设计单上应如何呈现如图 2.13 所示。

A：支抗

第二个"A"代表支抗。这点在前面已经讨论过了，对这部分可以参照前面复习。记住，根据牛顿第三运动定律，作用于任何物体的力必然会产生一个大小相等、方向相反的反作用力，支抗就是抵抗作用于牙齿上的矫治力而产生的反作用力的单元或解剖结构。支抗设计应该是整个矫治计划的一部分。更具体的支抗描述超出了本书范畴，但在第 3 章有特定上颌活动矫治器设计的简单细节。

B：基托

最后我们还需要考虑基托。基托可能是普通未改良的，也可能改良后用作后牙殆垫或前牙平面导板。

为什么基托可能需要被改良？

思考一下，如果不分离上下牙咬合，你需要实施的牙齿移动是否可以实现。

- **如果可以**，就没有必要通过改变基托厚度而对其进行改良。
- **如果不可以**，就要考虑长期需要是什么。这里有两件事需要考虑：
  - 如果从长期来看，覆殆和现在一样或比现在深更好，那么选择后牙加殆垫。
  - 如果从长期来看，覆殆比现在浅更好（或更容易被接受），那么选择前部咬合板。

这只是一些经验，但下列情况则更确定：

- **矫正反殆时**，需要加后牙殆垫。尤其注意在纠正单个牙颊倾所致的锁殆时（如上颌第二前磨牙）需要调磨，以免牙齿移动出现干扰，同时咬合分离使得相关牙齿可以移动。
- **当牙齿沿着牙弓近中或远中向移动时**，需要未改良的或薄的前牙咬合板。为确保标准基托合适，一定要检查是否有咬合干扰阻碍牙齿移动。例如，殆干扰导致侧切牙被挤入未萌上中切牙的间隙，又由于多生牙延误诊断，该侧切牙需要向远中倾斜移动。

后牙殆垫的作用是什么？

丙烯酸树脂后牙殆垫覆盖所有相关上颌牙齿殆面的全部或一半(见图 2.14a,b)。这包含两层含义：

- **前牙无咬合接触**。当需要纠正前牙反牙殆时这是必要的。前牙有咬合接触将意味着前牙无法移动，甚至会导致上前牙向下前牙的舌侧移动。
- **下颌后牙咬合在殆垫上**，使下颌前牙段 (LLS)，即下切牙自由伸长。这意味着由于下颌前牙萌出可能增加前牙覆殆(图 2.15a,b)。

后牙殆垫在纠正反殆的病例中应用广泛，因为反殆矫治效果要稳定首先需要前牙形成一定的覆殆。上切牙被推向前时覆殆会不可避免地减小，这是因为牙齿移动的弧度和弹簧在舌窝上的位置导致的牙齿压入。因此，如果没有覆殆或覆殆很浅，那么稳定的可能性就很小甚至不稳定。

多数例外可能是深覆殆。此时虽然后牙殆垫仍可分离牙齿接触，但副作用是在反殆解除后覆殆会加深。因此，需仔细考虑后牙殆垫在这些情况下应用是否合适。

前牙平面导板的作用是什么？

丙烯酸树脂前牙咬合平面导板通常被称为"前牙平面导板"(FABP)，因为它仅仅是置于上前牙后的一块丙烯酸树脂平板(图 2.16a,b 和图 2.17)。在设计说明中标注前牙

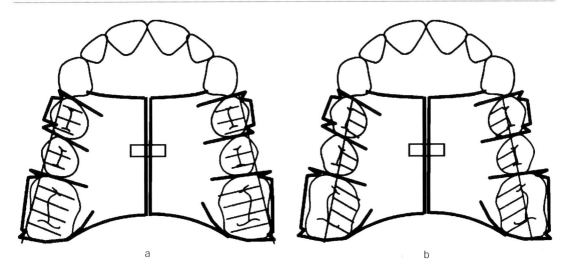

图 2.14　这是在设计单上绘制的丙烯酸𬌗垫。它覆盖了所有相关上颌后牙的全部𬌗面（"咬合面完全覆盖"，a）或覆盖一半𬌗面（"咬合面 1/2 覆盖"，b）。通常最好是覆盖 1/2 𬌗面，这有利于口腔卫生，也使操作者易于调整卡环。

覆盖以确保前牙平面导板的功能很重要。如果没有说明覆盖，前牙平面导板的宽度可能制作不足，即向腭侧延伸不够，下颌前牙会咬在它后面，因此后牙将产生咬合接触。

如果患者的覆盖标注准确，前牙平面导板制作合适，下切牙将咬于前牙平面导板，使下颌后牙无咬合而伸长（图 2.17）。如果前牙平面导板被牙齿正常萌出的生长期的儿童配戴，后牙伸长是必然的，下颌后牙较切牙萌出更多，使 Spee 曲线变平。因此，当矫治器配戴结束时覆𬌗将减小。覆𬌗减小是否能得以保持与各种因素有关。无论如何，使下切牙咬合于上切牙腭侧，切牙间夹角在正常限度内，恒牙列覆𬌗减小至少是有可能的。

因此，前牙平面导板只适用于需长时间逐步改善深覆𬌗的情况（在不造成损伤的情况下）。

现在，完成矫治器的设计，我们需要清楚另外几点。

设计哪种弓丝？

上颌活动矫治器的所有弓丝均采用不锈钢，技工室设计单上的尺寸是弓丝尺寸。弓丝直径影响矫治力大小的情况依据下列方程：

$$力（F）\propto dr^4/l^3$$

d=倾斜度，r=半径，l=长度。

可以看出，当弓丝的半径/直径增加，相同长度和相同倾斜度钢丝施加的力会远大于标准半径的钢丝。由此可见，提供正确设计非常重要。

固位部件

Adams 卡环由直径 0.7mm 的不锈钢制作，唯一例外是为小牙齿设计的（如乳磨牙），直径为 0.6mm。

加力部件

任何移动单颗牙齿的弹簧均由直径为 0.5mm 的钢丝制成。

任何移动两颗牙齿，如相邻两颗上切牙或单颗大牙（如磨牙）的弹簧，应该用直径 0.6mm 甚至 0.7mm 的钢丝制成。

在下一章，我们来介绍应用上颌活动矫治器达到良好效果的病例。在第 6 章，你将有机会进行自我测试，检查上颌活动矫治器的设计原则掌握得如何。

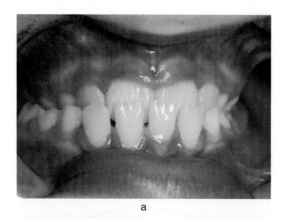

a

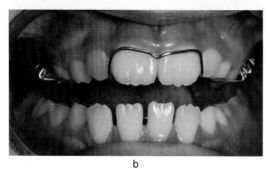

b

图 2.15 殆垫对咬合的影响。(a)配戴含殆垫的上颌活动矫治器前的切牙反殆。(b)由于配戴含殆垫的上颌活动矫治器,患者现在完全无咬合接触。这允许上切牙脱离下切牙阻碍而向前移动,也为下切牙伸长提供机会,这也可能有助于取下矫治器后保持反殆矫正效果。

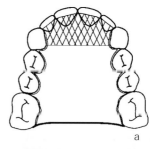

覆盖=8mm
请将前牙平面导板向后牙区域延展约11mm
平导高度=口中切牙高度的2/3

a

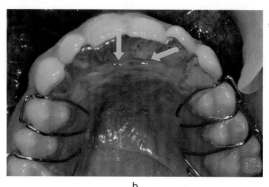

b

图 2.16 绘制在设计单上的前牙平面导板(a)和在口内使用的前牙平面导板(b,注意下切牙造成的磨耗,被箭头标出)。重要的是在设计单上标注覆盖(如图),以确保前牙平面导板的正确功能。如果没有说明覆盖,前牙平面导板将做得不够宽,即向腭侧延伸不够,下颌前牙可能咬在它后面,因此后牙将产生咬合接触。前牙平面导板的高度也必须标注,以确保它有足够高度使后牙有 2~3mm 咬合分离。

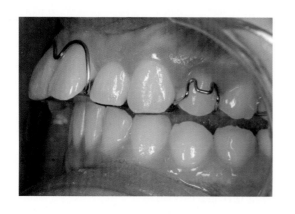

图 2.17 临床上应用的一种前牙平面导板。注意,如果设计、制作合适,下切牙咬在上颌平面导板上,使后牙有 2~3mm 的无咬合接触间隙。后牙因此可自由伸长,使咬合平面变平。由于磨损,导板需数次重建,以进一步减小覆殆。

(宋锦璘 胡波 周洁 译)

第 3 章
适合用活动矫治器治疗的病例

在英国历史上，活动矫治器被用来治疗多种类型的错𬌗畸形，经验丰富且操作熟练的医生使用活动矫治器通常会获得一个可接受的治疗效果。然而，目前公认固定矫治器被训练有素的操作者使用能够实现远优于活动矫治器的效果，在很多情况下已经取代了活动矫治器。

可以说，在特定情况下，活动矫治器是一种非常有用且高效的治疗方法。这些情况大多涉及混合牙列期/阻断矫治。活动矫治器很少用于错𬌗畸形的综合性治疗。

虽然包括两个使用下颌活动矫治器的例子，但本章的大部分例子都是关于上颌活动矫治器的。由于下颌活动矫治器侵占了舌体空间，所以其接受度比上颌活动矫治器低。不仅如此，下颌活动矫治器更难获得良好的固位，因为下颌磨牙倒凹区位于牙齿舌侧，而上颌磨牙倒凹区位于牙齿颊侧。通常，下颌磨牙和前磨牙上的 Adams 卡环没有进入倒凹区，这显然降低了卡环的固位能力。

扩弓

一般来说，上颌横向扩弓在以下情况使用可以矫正单侧或双侧后牙反𬌗：

- 咬合时下颌有侧向移位。
- 上牙弓需要空间来解除拥挤或减小覆盖。
- 需要移动腭侧倾斜的牙齿，不需要整体移动。

其他情况的后牙反𬌗并不总需要矫正。不过，当决定必须矫正反𬌗时，有必要评估：

- 需要扩弓多少来矫正反𬌗。
- 这些牙齿移动可否实现。
- 结果的稳定性。

后牙反𬌗矫治后复发可能使后牙形成尖对尖关系，由此导致咬合时下颌侧向移位。这就是为什么上颌活动矫治器只能在特定情况下用来矫正后牙反𬌗。

设计 1：正中螺旋扩大器(图 3.1)

适应证

• 上颌弓双侧狭窄，牙齿腭向倾斜。

这往往与后退接触位(RCP)时后牙段尖对尖的横向关系有关，导致在咬合到牙尖交错位(ICP)的过程中下颌侧向移位。这可能是由吮指习惯造成的。

• 当咬合时存在下颌移位，临床上可见，下颌骨移位偏向的一侧，患者呈现单侧后牙反𬌗，下颌中线也偏向该侧。

• 治疗目的是扩大上颌牙弓，解除尖对尖关系，消除下颌位移。

• 上述几点说明为什么单侧或非对称扩弓(见设计 2 和图 3.2)纠正单侧反𬌗不一定总适合。因此，在设计矫治器前必须对可能存在的下颌移位进行全面检查。

基本原理：纠正后牙反𬌗可能有助于减轻拥挤。同样，纠正由混合牙列早期下颌偏移引起的后牙反𬌗将使继替恒牙在后退接触位萌出，以确保以后的正畸治疗更简单。咬合时，下颌侧向移位的其他不良后果包括牙齿磨耗，以及年轻患者的下颌骨和牙列可能以非对称模式生长。

禁忌证

• 后牙已经颊倾(向外张开)。

基本原理

• 活动矫治器的功能是使牙齿颊倾来纠正横向失调。如果牙齿已经颊倾，牙齿移动量可能有限。

• 当牙齿颊倾使腭尖"下掉"，会产生打开咬合的效应。这是需要避免的，特别是对垂直生长型患者。

• 如果牙齿已经颊倾，后牙反𬌗的存在表明上下颌骨横向尺寸存在明显骨性不调，活动矫治器不能纠正显著的骨性不调。

• 双侧后牙反𬌗也表明存在显著的横向

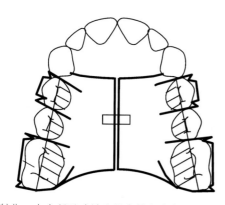

请制作一个上颌活动矫治器来扩大上颌牙弓：
1. 正中螺旋扩大器
2. 左右侧上颌第一磨牙 Adams 卡环：0.7mm 硬不锈钢丝
3. 左右侧上颌第一乳磨牙 Adams 卡环：0.6mm 硬不锈钢丝
4. 后牙区𬌗垫覆盖 1/2 咬合面
5. 基托正中分割线如图所示
6. 基托安放，如图所示

图 3.1　可提供上颌对称扩弓的活动矫治器技工室设计单。

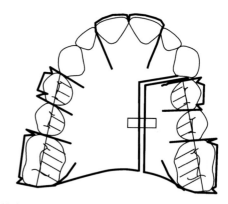

请制作一个上颌活动矫治器来扩大上颌牙弓：
1. 如图所示，放置螺旋扩大器来直接颊向移动左侧上颌第一、二乳磨牙和第一磨牙
2. 左右侧上颌第一磨牙 Adams 卡环：0.7mm 硬不锈钢丝
3. 左右侧上颌第一乳磨牙 Adams 卡环：0.6mm 硬不锈钢丝
4. 左右侧上颌中切牙 Southend 卡环：0.7mm 硬不锈钢丝
5. 覆盖 1/2 咬合面的后牙𬌗垫
6. 基托分裂，如图所示

图 3.2　具有上颌不对称扩弓作用的上颌活动矫治器技工室设计单。

骨性不调，活动矫治器不应在这种情况下用来扩弓。

设计特点（见图 3.1）

加力部件：正中螺旋扩大器。

固位部件：Adams 卡环位于上颌第一恒磨牙（0.7mm 硬不锈钢丝）和上颌第一前磨牙（0.7mm 不锈钢丝）或上颌第一乳磨牙（0.6mm 不锈钢丝）。

支抗：交互，牙弓双侧颊向移动相同距离。

基托：正中分裂线来扩弓。

覆盖 1/2 𬌗面的𬌗垫来分开咬合，这样可允许上牙自由移动。

- 由于存在在上下颌间的咬合干扰，如果不使咬合分离则会导致下颌牙弓扩大，失去对上下牙弓横向不调的纠正作用。

- 𬌗垫会使前牙伸长，从而加深覆𬌗。如果覆𬌗已经较深，不能再进一步增加，那么应采用前牙平面导板而非后牙𬌗垫。

试戴和加力：见第 4 章。

设计 2：不对称螺旋扩大器（图 3.2）

适应证

- 扩大上颌弓形，当上颌弓形明显单侧狭窄且咬合时下颌有偏移。

再次，扩弓可能有助于减轻拥挤，有望使继替恒牙萌出至后退接触位，以确保将来正畸治疗更简单（图 3.3）。

禁忌证

同上。

设计特点（见图 3.2）

加力部件：螺旋扩大器，偏向需要扩弓的一侧。

固位部件：Adams 卡环位于上颌第一恒磨牙（0.7mm 硬不锈钢丝）和上颌第一前磨牙（0.7mm 硬不锈钢丝）或上颌第一乳磨牙（0.6mm 硬不锈钢丝）。

上颌中切牙上的 Southend 卡环（0.7mm 硬不锈钢丝）。

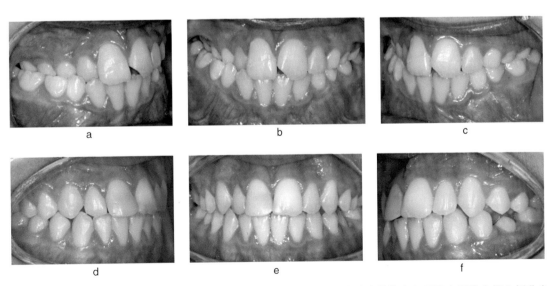

图 3.3　治疗前（a~c）和治疗后（d~f）的口内像。该患者使用上颌活动矫治器扩大上牙弓来解除右侧上颌乳尖牙乳磨牙和第一恒磨牙反𬌗。使用 Z 形簧来纠正右侧上颌侧切牙反𬌗。注意下颌中线偏斜的改善。还应注意到，由于恒牙现在已经萌出至一个能接受的位置，患者不需要进一步的正畸治疗。

支抗:由于更多牙齿被包含在支抗单元(即不需要移动的牙齿)中;较小的单元(即需要移动的牙齿)将会移动更多。尽管如此,支抗单元中有牙齿发生少量移位也是不可避免的。

基托:分裂基托,用来分离需要远离支抗单元的牙齿。

1/2 后牙𬌗垫用来脱离咬合接触,并使上牙可自由移动(见上文)。

试戴和加力:见第 4 章。

在牙弓周围移动牙齿

在固定矫治器逐渐普及之前,作为治疗 Ⅱ 类 1 分类错𬌗畸形的一部分,活动矫治器通常用来内收尖牙至第一前磨牙拔除间隙。目前,由于固定矫治器呈现出的良好效果,活动矫治器更常用于混合牙列,通过移动牙弓内邻牙为牙齿萌出重新开辟间隙。

根据需要,牙齿可以近中移动或远中移动(更常见),但往往需要通过拔牙(如乳尖牙)来创造空间。

设计 1:腭侧指簧的使用(图 3.4)

适应证

• 间隙的再分配,例如,中切牙萌出受多生牙阻碍,其对侧中切牙和侧切牙向该未萌中切牙的间隙近中倾斜,使该中切牙萌出间隙丢失。

基本原理:未萌牙一旦牙根形成 2/3 到 3/4,只能在有足够间隙供其萌出时才会萌出。牙齿常向它靠近的间隙倾斜,因此,已萌出切牙在这种情况下通常向近中倾斜。由弹簧施加的远中倾斜用来再直立牙齿,因此,再创造间隙的同时可达到更正常的轴倾度。在这种情况下,通常有必要拔除双侧乳尖牙来提供侧切牙移动间隙。

• 内收(远中移动)牙弓内尖牙。

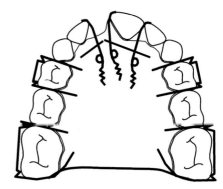

请制作一个上颌活动矫治器内收(远中移动)上颌侧切牙和左上中切牙,为右侧上颌中切牙重新开辟间隙:

1. 右侧上颌侧切牙,左侧上颌中切牙腭侧指簧:0.5mm 硬不锈钢丝和保护丝
2. 左右侧上颌第一恒磨牙 Adams 卡环:0.7mm 硬不锈钢丝
3. 左右侧上颌第一乳磨牙 Adams 卡环:0.6mm 硬不锈钢丝
4. 基托安放,如图所示

图 3.4　上颌活动矫治器的技工室设计单,远中移动右侧上颌侧切牙,左侧上颌中切牙和侧切牙,为右侧上颌中切牙萌出创造间隙。

这只应在极少和非常特殊的情况下应用,即已萌恒尖牙远中有一个很小的间隙(最多 3mm),且尖牙近中倾斜。

基本原理:这种情况可能出现在以下病例中,上颌恒侧切牙过小,尖牙近中倾斜占据了间隙。尖牙远中移动可为过小侧切牙创造间隙,有利于后期修复,提高美观。

禁忌证

• 第一前磨牙拔除后拉尖牙向远中。

基本原理:一般而言,不能用上颌活动矫治器把尖牙拉向第一前磨牙拔除后的间隙,这会使尖牙牙冠远中倾斜,不利于美观,并且尖牙牙根仍在原位,矫治后容易复发。这些病例应该用固定矫治器,固定矫治器可以控制牙冠轴倾角和牙根位置。

• 矫治前直立或远中倾斜的牙齿需要远中移动的病例。

基本原理:同拔除前磨牙拉尖牙向远中的原则。

• 颊侧异位的尖牙需要远中移动的病例。

基本原理:腭侧指簧会进一步推尖牙远离牙弓。

为阻生右侧上颌中切牙开辟间隙的上颌活动矫治器的设计特点(见图 3.4)

加力部件:中切牙和侧切牙上的腭侧指簧(0.5mm 钢丝弯制)含 V 形槽和保护丝(见第 2 章)。

固位部件:上颌第一恒磨牙(0.7mm 硬不锈钢丝)和上颌第一前磨牙(0.7mm 硬不锈钢丝)或上颌第一乳磨牙(0.6mm 硬不锈钢丝)Adams 卡环。

支抗:注意支抗设计。远中移动尖牙时可能会引起支抗牙和矫治器近中移动。三个指簧同时加力有支抗丢失的风险,同时会破坏后牙段咬合关系(Ⅱ类关系会加重,也就是上颌前移),覆盖加大。

基托:按 V 形槽的形式去除组织面和指簧周围的丙烯树脂,以确保不会妨碍弹簧加力(见第 2 章)。应去除切牙远中的基托树脂,以便远中移动牙齿。深覆𬌗使用前牙平面导板更合适。

试戴和加力:见第 4 章。

设计 2:颊侧尖牙内收簧的使用(图 3.5)

适应证

• 将近中倾斜的颊侧异位尖牙向远中移动。

颊侧尖牙内收簧目前很少应用,因为只有牙列拥挤时尖牙才会颊侧萌出。如果牙列拥挤,在排齐尖牙前要开辟间隙。由于尖牙萌出时间和前磨牙相似,这时患者大多在恒牙列期,因此在大多数病例中,更倾向于拔除第一前磨牙做固定矫治。

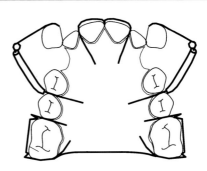

请制作一个内收上颌尖牙的活动矫治器:
1. 左右侧上颌尖牙的颊侧尖牙内收簧:0.5mm 硬不锈钢丝穿在内径 0.7mm 的套管内
2. 左右侧上颌第一磨牙 Adams 卡环:0.7mm 硬不锈钢丝
3. 左右侧上颌中切牙 Southend 卡环:0.7mm 硬不锈钢丝
4. 基托制作,如图所示

图 3.5　内收颊侧异位尖牙的上颌活动矫治器技工室设计单。

禁忌证

• 颊侧前庭沟浅的患者。

基本原理:弹簧设计在颊侧前庭沟里,如果深度不够,弹簧容易引起颊部溃疡。最终,患者因感觉不适而配合度较差。

• 尖牙直立或已经远中倾斜。

见上文与腭侧指簧相关的评述。

设计特点(见图 3.5)

加力部件:上颌尖牙颊侧尖牙内收簧(0.5mm 钢丝套入内径 0.7mm 的套管)。

固位部件:上颌第一恒磨牙 Adams 卡环(0.7mm 硬不锈钢丝),上颌恒中切牙上的 Southend 卡环(0.7mm 硬不锈钢丝)。

支抗:注意支抗设计。远中移动尖牙可能会引起支抗牙和矫治器近中移动。尖牙较为粗壮,移动尖牙所需力量比移动切牙所需力量大。因此需注意控制支抗,避免支抗丢失。

基托:深覆𬌗可以用前牙平面导板。保留上颌侧切牙远中与上颌第一前磨牙之间的

基托树脂,防止任何不需要的牙移动。

试戴和加力:见第 4 章。

设计 3:正畸螺旋扩大器的使用 (图 3.6)

适应证

● 远中成组移动牙齿。

例如,由于第二乳磨牙早失,第一磨牙近中移动,在排齐上颌或下颌第二前磨牙时有轻微的间隙不足(2~3mm)。

基本原理:这样使用正畸螺旋扩大器的优点在于需要移动的牙也可以作为矫治器固位的一部分。

禁忌证

● 需要 2~3mm 间隙。
● 两侧都需要间隙。

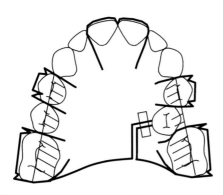

请制作一个远中移动左侧上颌第一磨牙的上颌活动矫治器:

1. 如图所示放置正畸螺旋扩大器(注意角度,螺旋扩大器朝着一个角度以便左侧上颌第一磨牙向颊侧、远中移动)
2. 左右侧上颌第一磨牙 Adams 卡环:0.7mm 硬不锈钢丝
3. 左右侧上颌第一前磨牙 Adams 卡环:0.7mm 硬不锈钢丝
4. 左右侧上颌中切牙 Southend 卡环:0.7mm 硬不锈钢丝
5. 覆盖了 1/2 殆面的后牙殆垫
6. 基托分裂,如图所示

图 3.6 远中移动左侧上颌第一磨牙的上颌活动矫治器技工室设计单。

基本原理:以上两种情况都需要支抗承担太大的力,如果用在上牙弓,通常会引起覆盖加大。通过以下方式也许可以克服这一问题,即先移动一边的牙齿,再移动另一边的牙齿。然而,有更多有效的方法来实现这种移动,如口外牵引(EOT)(头帽),这超出本书的讨论范围,如果没有研究生阶段的培训,不能随便使用(见第 10 章)。

远中移动左侧上颌第一磨牙为左侧上颌第二前磨牙创造间隙的上颌活动矫治器的设计特点(见图 3.6)

加力部件:左侧上颌第二前磨牙和左侧上颌第一磨牙间隙的螺旋扩大器。

固位部件:上颌第一恒磨牙及上颌第一前磨牙 Adams 卡环(0.7mm 硬不锈钢丝)。

上颌中切牙的 Southend 卡环(0.7mm 硬不锈钢丝)。

支抗:注意支抗设计。远中移动后牙的力可能会引起支抗牙和矫治器近中移动。如果这种情况发生,对侧后牙段咬合关系紊乱,Ⅱ类关系加重,覆盖增大。

基托:分裂基托以便后牙远中移动。有的病例上下颌牙齿尖窝关系较好,薄的后牙殆垫分离咬合有助于牙齿无障碍移动。

试戴和加力:见第 4 章。

通过远中移动右侧下颌第一磨牙为右侧下颌第二前磨牙开辟间隙的下颌活动矫治器的设计特点(见图 3.7)

加力部件:开辟右侧下颌第二前磨牙和右侧下颌第一磨牙间隙的螺旋扩大器。

固位部件:下颌第一恒磨牙及下颌第一前磨牙 Adams 卡环(0.7mm 硬不锈钢丝),下颌前牙区唇弓(0.7mm 硬不锈钢丝)。

支抗:注意支抗设计。远中移动后牙的力可能会引起支抗牙和矫治器近中移动。如果这种情况发生,对侧后牙段咬合关系紊乱,

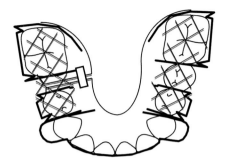

请制作一个远中移动右侧下颌第一磨牙的下颌活动矫治器：

1. 如图所示安装螺旋扩大器
2. 左右侧下颌第一磨牙 Adams 卡环：0.7mm 硬不锈钢丝
3. 左右侧下颌第一前磨牙 Adams 卡环：0.7mm 硬不锈钢丝
4. 左右侧下颌尖牙之间的唇弓：0.7mm 硬不锈钢丝
5. 覆盖 1/2 殆面的后牙殆垫
6. 基托分裂，如图所示

图 3.7　远中移动右侧下颌第一磨牙有助右侧下颌第二前磨牙萌出的下颌活动矫治器技工室设计单。

Ⅲ类关系加重。下颌切牙也可能过度前倾，不利于牙周组织健康，有可能引起切牙Ⅲ类关系。在第二磨牙已经萌出时尤其如此，由于牙根面积不同，下颌第一、二磨牙对移动的对抗明显强于下颌前牙（见图 2.1）。

基托：基托分离开以便后牙远中移动。有的病例上下颌牙齿尖窝关系较好，可以用薄的后牙殆垫（1.5mm）分离咬合以便牙齿无障碍移动。

试戴和加力：见第 4 章。

唇向移动牙齿

上颌活动矫治器在推前牙唇倾以矫正前牙反殆中非常有用，前牙反殆通常与下颌咬合时向前移位有关。上颌活动矫治器可用来推单颗或成组牙齿'加大覆盖'。这种方法较固定矫治器而言的优势在于后牙殆垫有助于分离咬合，并且可消除下颌牙对上颌牙移动的阻碍。指簧设计根据需要移动前牙还是后牙而定：Z 形簧用于切牙和尖牙，T 形簧用于

前磨牙和磨牙，因为这些设计才能和牙齿腭面贴合。如果需要成组移动牙齿，要用到螺旋扩大器。如果需要相邻两颗切牙唇向移动，用双 Z 形簧或再曲簧都可让两颗牙齿向相同的方向移动。

如果前牙反殆与下颌咬合时向前移位有关，一旦反殆矫正，下颌移位也将解决，覆盖也会加大。应提醒患者、父母或监护人这种情况发生的可能性。

由于患者习惯避开早接触，有时很难甚至不可能发现下颌咬合时的移位。如果切缘有磨耗，就表明存在移位，但如果只是怀疑，可能还是认为没有移位，原因如下。

设计 1：Z 形簧的使用（图 3.8）

适应证

• 咬合时下颌向前移位和（或）反殆问题导致下颌前牙唇侧牙龈退缩的患者，推单颗牙向唇侧（前倾）矫正反殆。

这种由于前牙反殆引起的牙龈退缩很常

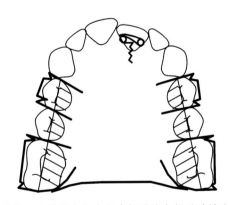

请制作一个前推左侧上颌中切牙的上颌活动矫治器：

1. 左侧上颌中切牙 Z 形簧：0.5mm 硬不锈钢丝
2. 左右侧上颌第一磨牙 Adams 卡环：0.7mm 硬不锈钢丝
3. 左右侧上颌第一前磨牙 Adams 卡环：0.7mm 硬不锈钢丝
4. 覆盖了 1/2 殆面的后牙殆垫

图 3.8　唇倾左侧上颌中切牙矫正前牙反殆的上颌活动矫治器技工室设计单。

见(图3.9)。因此,如果牙龈退缩出现在年轻患者,那么很可能伴随下颌移位。

基本原理:Z形簧可用于任何切牙的反𬌗矫正。中切牙反𬌗可能存在于具有Ⅲ类倾向的患者,而侧切牙反𬌗常与拥挤有关。这种情况也许有必要拔除双侧乳尖牙为侧切牙移动提供间隙。如果拔除乳尖牙来移动侧切牙,那么就要告知患者、父母或监护人,拥挤会重新出现在尖牙区,今后需进一步固定正畸治疗。

禁忌证

• 无下颌移位。

基本原理:如果在下颌后退接触位时也有反𬌗,那么矫正这种反𬌗需要很大的牙齿移动量。如果用上颌活动矫治器倾斜移动牙齿,牙根尖会停留在原位,引起过多的牙齿唇侧倾斜。这种情况用固定矫治器在恒牙列期矫正更合适,因为固定矫治器可以将牙齿向唇侧整体移动。

• 在治疗初期覆𬌗很小或没有。

基本原理:当牙齿倾斜前移,将会有相应的压低(见第2章),这会减少覆𬌗。治疗结束后有足够的覆𬌗对维持反𬌗矫治效果很重要。因此,在一些治疗初期没有覆𬌗或覆𬌗很浅的情况中,正畸牙移动有可能严重复发。

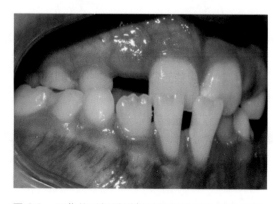

图3.9 显著的下切牙唇侧牙龈退缩和下切牙唇倾。这是由于下颌从切对切关系向前移位,上颌切牙咬在下切牙腭侧导致的结果。

• 需要唇侧移动的牙齿已经唇倾。

基本原理:任何通过倾斜移动来增加唇倾的方法会引起牙齿在咬合时受到非轴向力,这可能不利于牙齿及牙周组织健康。此外,非常唇倾的牙齿也很不美观。

唇倾左侧上颌中切牙的上颌活动矫治器的设计特点(见图3.8)

加力部件:左侧上颌中切牙Z形簧(0.5mm钢丝)。

固位部件:上颌第一磨牙和上颌第一前磨牙Adams卡环(0.7mm硬不锈钢丝)或上颌第一乳磨牙Adams卡环(0.6mm硬不锈钢丝)。

支抗:在这些病例中,支抗通常不是问题,因为使左侧上颌中切牙唇倾的力的反作用力是远中方向,并且包含了其他所有牙齿的支抗单元很强大。

基托:采用后牙𬌗垫分离咬合利于左侧上颌中切牙移动。如果覆𬌗较深,只有单颗牙齿需要唇侧移动,可能需要前牙平面导板。使用后牙𬌗垫常会增加覆𬌗,因为后牙𬌗垫会使切牙不受矫治器控制进一步伸长(通常是下颌切牙)。

试戴和加力:见第4章。

设计2:T形簧的使用(图3.10)

适应证

• 矫正单个前磨牙或磨牙反𬌗。

例如,腭向移位第二前磨牙可能会导致下颌侧方移位。

禁忌证

• 牙齿已经颊侧倾斜(见Z形簧使用禁忌证)。

• 极少的牙尖交错或侧方开𬌗。

• 没有足够空间颊侧移动牙齿。

基本原理:这种情况反𬌗矫正后会复

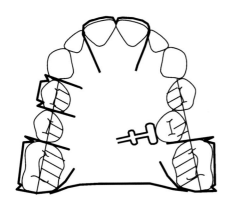

请制作一个推左侧上颌第二前磨牙向颊侧的上颌活动矫治器：
1. 左侧上颌第二前磨牙 T 形簧：0.6mm 硬不锈钢丝
2. 左右侧上颌第一磨牙 Adams 卡环：0.7mm 硬不锈钢丝
3. 右侧上颌第一前磨牙 Adams 卡环：0.7mm 硬不锈钢丝
4. 左右侧上颌中切牙 Southend 卡环：0.7mm 硬不锈钢丝
5. 覆盖 1/2 咬合面的后牙𬌗垫(除了左侧上颌第二前磨牙周围)

图 3.10　推腭向异位左侧上颌第二前磨牙向颊侧的上颌活动矫治器技工室设计单。

发,因为上下颌牙齿接触对稳定很重要。而且如果颊侧移动牙齿空间不够,就无法移动牙齿。

推左侧上颌第二前磨牙向颊侧的上颌活动矫治器的设计特点(见图 3.10)

加力部件:左侧上颌第二前磨牙 T 形簧(0.6mm 硬钢丝弯制)。

固位部件：上颌第一恒磨牙和右侧上颌第一前磨牙 Adams 卡环(0.7mm 硬不锈钢丝)。

左右侧上颌中切牙 Southend 卡环(0.7mm 钢丝弯制)。左侧上颌第一前磨牙不加卡环,以免干扰牙齿移动。

支抗:在这些病例中,支抗通常不是问题。因为用于颊侧移动左侧上颌第二前磨牙的力的反作用力会把其他所有牙齿组成的支抗单元推向口腔另一侧。支抗单元由其他所

有牙齿及腭穹隆组成,所以比较强。

基托:取决于覆𬌗,通过前牙平面导板或后牙𬌗垫分离咬合。磨除在左侧上颌第二前磨牙周围(颊侧和𬌗向)的后牙𬌗垫以免阻碍牙移动。

试戴和加力:见第 4 章。

设计 3：使用螺旋扩大器唇向成组移动牙齿(图 3.11)

适应证

- 矫正 3~4 颗前牙反𬌗。

基本原理:这种病例在考虑治疗方案前需谨慎评价, 因为可能有潜在的骨性Ⅲ类错𬌗。只有在以下情况中才能使用上颌活动矫治器矫正:

- 由切对切关系而来的下颌向前移位。
- 覆𬌗够大,能保持矫正效果稳定。
- 上颌切牙无唇倾或下颌切牙无舌倾,这都是潜在的严重骨性畸形的牙性代偿。

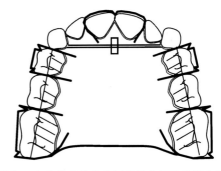

请制作一个前移双侧上颌切牙的上颌活动矫治器：
1. 如图所示安装螺旋扩大器
2. 左右侧上颌第一磨牙 Adams 卡环:0.7mm 硬不锈钢丝
3. 左右侧上颌第一乳磨牙 Adams 卡环:0.6mm 硬不锈钢丝
4. 左右侧上颌中切牙的 Southend 卡环:0.7mm 硬不锈钢丝
5. 覆盖 1/2 𬌗面的后牙𬌗垫
6. 基托分裂,如图所示

图 3.11　前移上颌切牙矫正前牙反𬌗的上颌活动矫治器技工室设计单。

禁忌证

* 无下颌移位。

基本原理:如果下颌处于后退接触位时都有超过 3 颗切牙反𬌗,那么可能有潜在严重骨性Ⅲ类畸形。此后,青春期的加速生长可能会加重畸形,并且导致在混合牙列期反𬌗矫治后复发。

* 在治疗初始,很少或没有覆𬌗(见上文单颗牙的唇侧移动)。
* 需要唇侧移动的牙齿已经唇倾 (见上文单颗牙的唇侧移动)。
* 需要唇侧移动的牙齿方向不一致。由于螺旋扩大器只能将成组牙齿朝着同一方向移动,可能不太适合上述情况。

矫正上切牙反𬌗的上颌活动矫治器的设计特点(见图 3.11)

加力部件:正畸螺旋扩大器。

固位部件:上颌第一恒磨牙和(或)上颌第一前磨牙上的 Adams 卡环(0.7mm 硬不锈钢丝) 或上颌第一乳磨牙上的 Adams 卡环(0.6mm 硬不锈钢丝)。

左右侧上颌中切牙的 Southend 卡环(0.7mm 硬不锈钢丝)或贴合在双侧上颌切牙上的唇弓(0.7mm 硬不锈钢丝)。

支抗:在这类病例中,支抗通常不是问题,因为唇倾双侧上颌切牙力量的反作用力方向是远中向。支抗单元因包括其他所有牙齿及腭穹隆而较强。然而,当患者可能有潜在骨性Ⅲ类畸形时,应防止支抗牙任何形式的远中向移动。

基托:横向分裂允许切牙向前移动。

覆盖 1/2𬌗面的后牙𬌗垫分离咬合使上颌牙齿能自由移动。后牙𬌗垫将使切牙伸长,因此也将增加覆𬌗。这对治疗结束后的稳定通常是有益的。

试戴和加力:见第 4 章。

减小覆𬌗

活动矫治器是减小覆𬌗最有效的方法,特别是对于仍在生长的患者。覆𬌗增大往往是由下牙弓 Spee 曲线增大导致的,需要在减小覆盖前先减小覆𬌗。同样,减小覆𬌗可能会辅助前牙列的修复需要。

包含前牙平面导板的上颌活动矫治器,通过使下切牙接触𬌗垫而其后牙不接触来纠正覆𬌗。下颌后牙伸长,直至接触到由于上颌活动矫治器的存在而避免伸长的上颌后牙。这样就使 Spee 曲线减小并减小覆𬌗 (图 3.12)。

除纠正 3~4 颗前牙反𬌗的螺旋扩大器,大多数活动矫治器的设计都可以包含前牙平面导板。在用固定矫治器治疗前或治疗中,它们也可以单纯用作咬合板。

设计:前牙平面导板(图 3.13)

适应证

* 减小深覆𬌗。

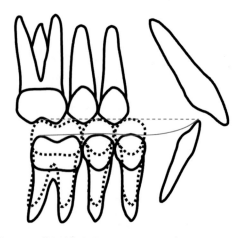

图 3.12　使用前牙平面导板减小覆𬌗的图示。虚线轮廓表示在与脱离咬合接触后下颌后牙伸长。注意前牙平面导板如何使较深的 Spee 曲线 (红色实线) 被整平 (红色虚线)。咬合板应使上、下后牙分离 2~3mm,从而使下颌后牙向这个空间萌出。

或

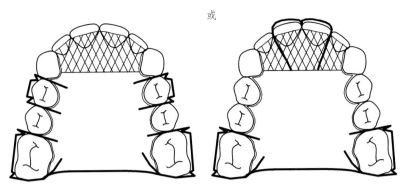

请制作一个上颌活动矫治器以减小覆𬌗：

　　1.左右侧上颌第一磨牙 Adams 卡环：0.7mm 硬不锈钢丝

　　2.左右侧上颌第一前磨牙 Adams 卡环：0.7mm 硬不锈钢丝

　　　或左右侧上颌中切牙的 Southend 卡环：0.7mm 硬不锈钢丝

　　3.基托：请向后延伸 10mm（覆盖 8mm），覆盖上颌中切牙牙冠高度的 2/3

图 3.13　含减小深覆𬌗前牙平面导板的上颌活动矫治器技工室设计单。

禁忌证

● 慎用于下前面高度增加或眶耳平面-下颌平面角（FMPA）增大的患者。因为磨牙萌出导致的面高进一步增大是不希望发生的。

● 少数情况下，覆𬌗增大是由于上切牙过度萌出而不是下牙弓 Spee 曲线增大。前牙平面导板对这种情况可能不合适。

减小深覆𬌗的上颌活动矫治器的设计特点（见图 3.13）

加力部件：前牙平面导板。

固位部件：Adams 卡环用于上颌第一恒磨牙（0.7mm 硬不锈钢丝），上颌第一前磨牙（0.7mm 硬不锈钢丝）或上颌第一乳磨牙（0.6mm 硬不锈钢丝）。如果乳磨牙脱落而继替恒牙还未萌出，Adams 卡环用于上颌第一恒磨牙（0.7mm 硬不锈钢丝），Southend 卡环用于上颌中切牙（0.7mm 硬不锈钢丝）。

支抗：没有弹簧和螺旋扩大器使牙齿主动移动，因此不存在支抗问题。

基托：为技工室技师提供适当信息使咬合板有足够的高度和深度十分重要。因此，如果只有一个上颌工作模型提供给技师，设计单上就必须包括覆盖的测量数据及咬合板需在上颌中切牙舌面延伸的高度位置。咬合板应向后延伸到比测量的覆盖宽 2~3mm。要记住：测量覆盖是从下切牙颊面到上切牙切端，需提供 4~5mm 丙烯酸材料到下切牙切端，这应该足以避免下切牙咬在咬合板后面。如果没有测量覆盖，在一些深覆盖病例中，咬合板可能没有向后足够延伸，使得下切牙咬在咬合板后面。这样对减小覆𬌗起不到任何效果甚至可能会增大覆𬌗，还可能限制下颌骨的生长。如果没有提供高度要求，可能造成后牙分离距离不够，短期内需要再为咬合板添加丙烯酸树脂材料。另一方面，如果咬合板过高，后牙分开的距离过大可能会影响依从性。

如果上颌第二恒磨牙已经萌出，矫治器设计就应该包括在这些牙上设置𬌗支托以免过度萌出。上颌第二磨牙一有机会就会很快伸长，应小心这类情况的发生，因为它会导致前牙明显开𬌗。图 6.20 提供了一个技工室设计单的范例。

试戴和加力：见第 4 章。

减小覆盖

过去，上颌活动矫治器被用于上颌第一前磨牙拔除及尖牙内收后减小覆盖。加力部件要么是唇弓(或短或长的反向圈卡)，要么是 Robert 内收簧。

遗憾的是，这种方法减小了覆盖却往往导致Ⅱ类1分类错殆畸形变成Ⅱ类2分类错殆畸形，原因在于活动矫治器其实只能倾斜移动牙齿。矫治结果往往看上去不仅牙齿不美观(已变成另一种错殆)，而且如果下颌已经拔牙，将导致面容非常不美观。在该方法治疗结束时，上切牙往往不再受下唇控制，而这种控制对深覆盖矫治后的稳定至关重要。这会因为下唇再次唇倾上切牙导致复发，不仅使上切牙返回至原来的位置，而且已被拔除的第一前磨牙处的间隙也会分开。在一些病例中，牙齿可能已被破坏，如果将来再治疗可能更加困难。

大多数深覆盖患者在减小覆盖的过程中需要上颌切牙整体移动。因此，在现代正畸学中，这类病例一般选择固定矫治的治疗方式而不采用活动矫治器。

如下文所述，在特定情况下，轻微的深覆盖也许能通过使用活动矫治器矫正。

设计：用于内倾上颌切牙，减小覆盖和消除间隙的上颌活动矫治器 (图 3.14)

适应证

此类矫治器的适应证非常特殊：
- 上颌切牙间间隙伴轻度唇倾。
- 覆盖仅轻度增加(覆盖不超过 5mm)。
- 不完全深覆殆。

这种情况可能发生于一名曾做过减小深覆盖的正畸治疗但已停止配戴保持器的患者。然而，如果之前的治疗已经有一定程度

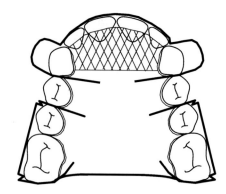

请制作一个上颌活动矫治器来减小覆殆和覆盖：
1. 从右侧上颌尖牙到左侧上颌尖牙唇弓：0.7mm 硬不锈钢丝
2. 左右侧上颌第二前磨牙和第一磨牙双 Adams 卡环：0.7mm 硬不锈钢丝
3. 基托向后延伸 7mm (覆盖 5mm)同时覆盖上颌中切牙牙冠高度的 1/2

图 3.14 减小覆殆、关闭较小前牙间隙/轻度减小深覆盖的上颌活动矫治器技工室设计单。

复发，那么牙齿不太可能位于软组织平衡的位置。应提醒患者，一旦出现散在间隙或覆盖在治疗后再次减小，他们需要长期配戴特定形式的保持器。

禁忌证

- 覆盖较大需要牙齿整体移动来达到稳定和美观效果。

内倾上颌切牙，减小覆盖和关闭间隙的上颌活动矫治器的设计特点 (见图 3.14)

加力部件：唇弓(0.7mm 硬不锈钢丝)从右侧上颌尖牙到左侧上颌尖牙。

固位部件：位于上颌第一磨牙和上颌第二前磨牙的双 Adams 卡环(0.7mm 硬不锈钢丝)。这使后牙区固位装置尽量后移而避免干扰唇弓。

支抗：必须格外注意唇弓加力，因为大小相等的反作用力将使矫治器和支抗牙更加向前，扰乱磨牙关系。

基托：如果完全深覆𬌗，可用小的前牙平面导板减小覆𬌗并内倾上颌切牙。

试戴和加力：见第 4 章。

其他个别牙移动：伸长切牙

中切牙不能萌出到正确位置较少见，除非有特定阻碍干扰其萌出。当然，中切牙的压入也有可能是牙槽外伤所致。因此，嵌入性中切牙的儿童通常被与儿童牙医合作较多的正畸专科医生发现。然而，在正畸专科医生的指导下，一旦萌出路径清晰和(或)该牙具有适合正畸牙移动的自身条件，非专科医生没有理由不能处理嵌入性切牙，只要他们在必要时粘接附件于牙齿唇面，以拉出该牙。

设计：伸长嵌入性右侧上颌中切牙的上颌活动矫治器 (图 3.15 和图 3.16)

适应证

• 在患者的混合牙列期，去除干扰后未能顺利萌出的低位切牙(如骨粘连乳牙、多生牙)。

• 在患者的混合牙列期，外伤嵌入牙的再萌出。

假设外伤牙的牙根没有病理性破坏。

禁忌证

• 有临床和(或)影像学证据表明牙根有病理性破坏(吸收、根尖周密度减低)。

• 牙齿发生骨粘连。

• 牙齿腭侧异位。

基本原理：通过使用橡皮圈来伸长牙齿的力矢量意味着牙齿被伸长的同时也被拉向腭侧，从而可能导致反𬌗。

• 如果患者处于恒牙列，那么固定矫治器可能更合适。

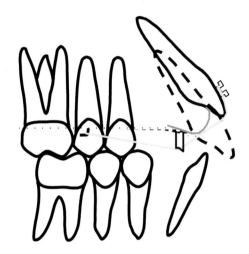

图 3.15　用于伸长上颌切牙的上颌活动矫治器的牵引钩和 M 形曲位置示意图。注意橡皮圈(黄色实线)相对于牙龈(粉色轮廓)的位置。M 形曲使拉伸的橡皮圈远离牙龈，避免牙龈创伤。

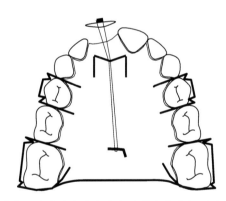

请制作一个使右侧上颌中切牙伸长的上颌活动矫治器：

1. M 形曲放置于上颌切牙后方：覆盖 3mm 和平均覆𬌗

2. 牵引钩放置于相对于第一恒磨牙的基托里，开口向远中

3. 左右侧上颌第一磨牙 Adams 卡环：0.7mm 硬不锈钢丝

4. 左右侧上颌第一前磨牙 Adams 卡环：0.7mm 硬不锈钢丝

5. 基托

图 3.16　用于伸长右侧上颌中切牙的上颌活动矫治器的技工室设计单。注意牵引钩和 M 形曲的位置。

伸长单个中切牙的上颌活动矫治器的设计特点(见图 3.16)

加力部件：口内橡皮圈从切牙唇面粘接的附件牵引到置于基托上的牵引钩。

固位部件：上颌第一恒磨牙(0.7mm 硬不锈钢丝)和上颌第一前磨牙(0.7mm 钢丝)或上颌第一乳磨牙 (0.6mm 钢丝)Adams 卡环。

支抗：此类牙移动的支抗应避免矫治器向上移动以及支抗单元中的牙齿被压低。尽管腭穹隆可提供足够抵抗向上移动的支抗，但在每次复诊中都应仔细检查 Adams 卡环的位置，确保它们没有位于龈下。

基托：尽管基托的设计要求通常是关于丙烯树脂的使用，在这里有两点重要的钢丝弯制特点包含在基托中：挂橡皮圈的"牵引钩"和 M 形曲("球门柱"形状的一段钢丝)位于基托前部(避免下颌切牙咬合干扰)，拉伸的橡皮圈从其上越过，使橡皮圈远离黏膜/牙龈以避免橡皮圈导致的创伤(图 3.15)。在 M 形曲结构的横梁上有一小凹槽有助于橡皮圈定位(这一点也在图 3.16 的技工室设计单中阐释过)。

试戴和加力：见第 4 章。

间隙维持器

间隙维持器对于严重拥挤错𬌗畸形非常有用，在这类错𬌗畸形中，牙齿可能由于缺乏容纳其排列于牙弓中的间隙而阻生。间隙维持器可在固定矫治之前使用。例如在某些病例，如果阻生牙萌出到位，其错𬌗畸形其实非常轻微，那么间隙维持器可能是唯一需要的矫治器。间隙维持器治疗的理想时机在替牙晚期，这时，恒牙列已经在提前等待固定矫治。在恒牙拔除后可使用间隙维持器来维持其他牙齿的萌出间隙，以减小需要靠固定矫

治器来移动牙齿的距离。尽量使牙齿自然萌出而非被动暴露或排齐可促进治疗结束时的牙龈健康，因为它们从附着龈萌出。

遗憾的是，许多适合用间隙保持器的病例存在阻生牙是由于第一恒磨牙近中移动，而这种近中移动多是由龋病导致的乳磨牙早失所致。这种导致乳磨牙早失的因素，如易致龋饮食和不良口腔卫生，需在使用间隙维持器前先得到改善。

所有活动矫治器应在拔牙前配戴，尤其是间隙维持器，因为在严重拥挤的错𬌗畸形中，由于发生非预期的牙齿移动，拔牙后间隙可能会非常容易丢失。

除非首先寻求正畸专科医生的建议，否则无论如何都不应该拔除完好的恒牙来使阻生牙萌出。

设计：间隙维持器(图 3.17)

适应证

● 在拔除乳牙或恒牙后维持间隙使恒牙

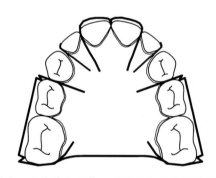

请制作一个拔除上颌第一前磨牙后保持间隙使未萌尖牙萌出的上颌活动矫治器：

　　1.上颌第一磨牙和上颌第二乳磨牙双 Adams 卡环：0.7mm 硬不锈钢丝

　　2.左右侧上颌中切牙的 Southend 卡环：0.7mm 硬不锈钢丝

　　3.左右侧上颌侧切牙远中的阻止曲：0.6mm 硬不锈钢丝

　　4.基托

图 3.17　维持上颌第一前磨牙拔牙间隙，使上颌尖牙萌出的上颌活动矫治器的技工室设计单。

或阻生恒牙萌出。

　　●维持乳磨牙被拔除或脱落后的替牙间隙，来保证后续使用固定矫治器排齐轻度拥挤的牙弓时不需要通过拔牙或去釉创造更多间隙。

禁忌证

　　●患者并未改善其饮食方式或口腔卫生。

　　●需要延长间隙维持器配戴时间的年轻患者。这会导致后续固定正畸治疗的依从性降低。它可能有损伤牙齿的风险（如将发生龋坏），会影响后期固定正畸治疗效果。

　　●维持不充足的间隙。维持不充足的间隙永远没有任何意义。

拔除上颌第一前磨牙维持间隙，使拥挤尖牙萌出的上颌活动矫治器的设计特点（见图 3.17 ）

　　加力部件：不加力，此矫治器是被动的。

　　固位部件：上颌第一磨牙 Adams 卡环（0.7mm 硬不锈钢丝），上颌中切牙的 Southend 卡环（0.7mm 硬不锈钢丝）。

　　或者，上颌第一磨牙和上颌第二乳磨牙双 Adams 卡环（0.7mm 硬不锈钢丝），上颌中切牙的 Southend 卡环（0.7mm 硬不锈钢丝）。该双 Adams 卡环可用作第二乳磨牙近中阻止曲，以免牙齿近中移位到上颌第一前磨牙的拔牙间隙。

　　同时，也可增加阻止曲来阻止牙齿近中或远中移动到拔牙间隙。

　　支抗：没有主动牙齿移动，因此支抗不是问题。

　　基托：基托树脂从上颌侧切牙远中延伸至上颌第二乳磨牙近中，需要占据其位置以阻止任何不需要的牙齿移动，尤其是没有设计阻止曲来防止不良移动发生时。

　　如果是深覆𬌗，可设计上颌前牙平面导板以减小覆𬌗。

维持下颌第二乳磨牙拔牙间隙，使下颌第二前磨牙萌出及下颌第一前磨牙排齐的下颌活动矫治器的设计特点（见图 3.18 ）

　　下颌第二乳磨牙缺失，配戴间隙保持器后，不仅提供足够间隙使下颌第二前磨牙顺利萌出，也带来了多达 2mm 的间隙用于矫正下颌第一前磨牙的拥挤，这是由于下颌双侧均有 2.5mm 的替牙间隙。

　　加力部件：无，此矫治器是被动的。

　　固位部件：Adams 卡环位于下颌第一磨牙（0.7mm 硬不锈钢丝），以及唇弓围绕下颌前牙段（0.7mm 钢丝）。

　　支抗：没有主动的牙齿移动，因此支抗不是问题。

　　基托：需要去除下颌第一前磨牙远中覆盖的树脂，使这些牙齿可以远中移动。如果这些牙齿位于颊侧，那么少量磨除第一前磨牙舌侧基托树脂将使它们在向远中排齐的同时舌侧移动。

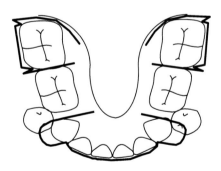

请制作一个在拔除下颌第二乳磨牙后，为维持下颌第二前磨牙萌出间隙的下颌活动矫治器：

　　1.左右侧下颌第一磨牙 Adams 卡环：0.7mm 硬不锈钢丝

　　2.从右侧下颌尖牙到左侧下颌尖牙唇弓：0.7mm 硬不锈钢丝

　　3.基托

图 3.18　拔除下颌第二乳磨牙，维持下颌第二前磨牙萌出间隙的下颌活动矫治器的技工室设计单。

常见错误

虽然遵照本书原则可以使你在设计中避免错误，但我们在这里强调3种非常普遍的妨碍矫治器发挥作用的错误：

• 加力部件是正中螺旋扩大器，却同时在左右侧上颌中切牙上用 Southend 卡环作为前部支抗。

• 同时使用 Southend 卡环或贴合的唇弓作为前部支抗，而其包围的牙齿需要使用 Z 形弹簧唇侧移动。

• 使用唇弓作为前部固位部件，其钢丝越过𬌗面部分阻挡了需要远中移动的牙齿。

当这些设计被画在设计单上，很显然这些固位部件阻止了牙齿移动或加力部件施力。重新放置固位部件或选择不同的加力和（或）固位部件可确保该矫治器能够准确移动牙齿。

总结

本章介绍了目前应用最为普通、可达到牙齿理想移动效果的矫治器设计方式。显然，本书内容并未覆盖全部可能的类型，但为矫治器的优化设计提供了必要的参考。同时使用几种矫治器来实施一系列的牙齿移动是有可能的，但复合型牙齿移动在使用固定矫治器时总能获得更令人满意的结果。然而，如果能坚持第 2 章中描述的矫治器设计原则，选择合适的部件，设计矫治器解决一系列阻断治疗问题应该是可能的。

（宋锦璘 周洁 胡波 译）

第 **4** 章

活动矫治器的配戴与加力

上颌活动矫治器的配戴与加力是一个相对简单、快速的过程,本章介绍的内容及步骤有助于初学者熟悉相关原则和规律。

如果矫治器配戴不适,患者往往不能遵照医嘱按时配戴,而如果未能对矫治器正确加力,则会引发进一步错𬌗畸形,因此,熟练掌握矫治器的试戴和加力非常重要。

学习成果

阅读本章后,你应该了解:

- 试戴前需对矫治器进行哪些方面的检查。
- 在配戴前应给予患者哪些建议。
- 如何配戴保持器,怎样检查矫治器是否就位,以及不合适时如何进行调改。
- 如何提高矫治器的固位。
- 怎样为矫治器加力。
- 如何指导患者配戴和摘下矫治器。
- 应在患者/父母/监护人离开诊室前给予哪些指导和建议。

上颌活动矫治器技工出件

矫治器的设计单随工作模型一同被送往牙科技工室。技师是否具备熟练制作正畸矫治器的技能至关重要,这就意味着我们需要的并非仅仅是从事修复工作的技工部门。

通常来讲,矫治器的配戴不能超过印模制取后的 2 周,应尽可能降低从取模到矫治器配戴之间这段时间内由于牙齿移动或萌出所造成的矫治器就位不良。

对所有出自技工室的制作件要进行如下检查:

- 制作件是否与患者姓名、牙齿情况对应。
- 其制作是否严格遵守送件单上的描述。
- 基托材料在黏膜接触面和抛光面表面是否足够平滑。
- 包埋于基托材料内的钢丝部分其末端不能于黏膜接触面穿出。
- 矫治器的功能组件、螺钉和螺簧部分可以自由转动,无基托材料凸起或锐尖对其运动产生妨碍。

显然,若矫治器的制作并未符合送件单上的描述,则需要重新制作。此时,虽然可以继续采用之前所制取的工作模型,但必须对其进行严格检查,若有瑕疵应尽可能重新取模。

基托材料凸起、锐尖或较为锐利的钢丝

部分可以采用手持直机配合基托修整钻头或绿色磨石进行修整（图4.1）。

检查所有功能组件的动度。腭侧指簧是最常见的易受基托锐尖限制的部件。同时，检查螺旋扩大器钥匙孔的暴露部位，使钥匙置入孔内不受基托材料的妨碍，可以自由旋转并开大螺簧。最好是在向患者展示如何操作之前，先对螺簧加力时的旋转和动度进行检查，因为有时螺簧会过于紧密（见螺旋扩大器加力章节的介绍）。

配戴前给予患者的建议

大部分接受上颌活动矫治器治疗的患者相对来说都较为年轻，并做过阻断性治疗。矫

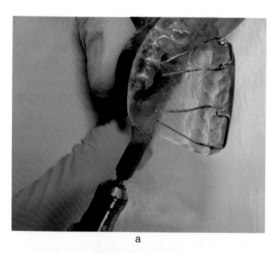

a

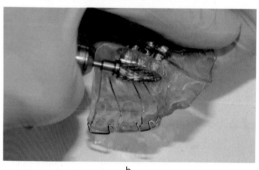

b

图4.1　基托材料的锐尖或较为锐利的钢丝部分可采用配有绿石（a）或基托修整钻头（b）的手持直机进行调改。

治器的配戴可能是患者所经历的除印模制取外的第一次口腔治疗操作。因此，在试戴前与患者进行充分沟通非常重要。

首先，应分别向患者展示矫治器在工作模型上配戴时和摘除后的情况，以便患者了解矫治器戴入口内的原理。应向患者提示如下内容：

●首次戴入口内后，会因矫治器形态过大而有明显的异物感。

●刚开始的几天会出现口齿不清，此现象在舌适应了腭侧矫治器厚度后会有所改善。

●戴用后的数小时内唾液分泌量会增加。

确认矫治器可良好就位后，应指导患者进行摘戴。患者通常在几天后会习惯自行配戴矫治器（正确戴用1~2天后）。而要适应体积大、表面粗糙的矫治器在口内配戴则需要10~14天。

矫治器的配戴及检查

患者在接受医生指导并乐于接受矫治后开始配戴矫治器：

●患者仰卧位，矫治器置入口内时适当旋转。

●矫治器对正即将就位的位置后，用指尖对腭侧基托进行加压。合适的矫治器在固位时有"咔嗒"的声音，在其固位后用手指对单侧基托加压矫治器不出现摆动。

●对矫治器后牙固位组件向下方施压，检查试图摘除矫治器时其固位力的大小。后牙固位组件一般是位于第一乳磨牙上的Adams卡环。固位组件要求只有当用手指施加较大力量时才能使卡环脱位，而患者舌肌的力量不足以使其脱位。

●要确保固位组件位于龈上倒凹却不压迫牙龈，特别是对于Adams卡环。

●检查基托的组织面是否与腭黏膜贴合。

• 确保基托材料不阻挡预设的牙齿移动（图 4.2）。

• 如果为了打开咬𬌗而在矫治器上设计前牙平面导板，要确保导板的厚度可使后牙咬𬌗打开至少 2mm。同时使下颌前牙与导板均匀接触，因为如果只有个别牙接触，全部的𬌗力均通过个别牙传递，这会导致潜在的牙齿损伤并引起牙齿酸痛（图 4.3）。

• 如果矫治器设计有后𬌗垫以解除咬合锁结关系，和前牙平面导板一样，必须使后牙与𬌗板均匀接触，以避免无接触关系的牙齿发生差异性伸长，同时减少矫治器配戴不适。此外，要确保后𬌗垫使前牙分离足够的高度，以便在纠正前牙反𬌗过程中下切牙不阻挡上颌切牙的唇向移动（图 4.4）。

问题解答

由经验丰富的技师制作出的矫治器一般来说都可较为顺利地就位或仅需少量调整。然而，在患者配戴或复诊时常会发现矫治器松动现象，因此有必要对其固位力进行调整加强（见第 5 章）。

当矫治器不能就位或戴入不适时，通常是由如下原因导致的：

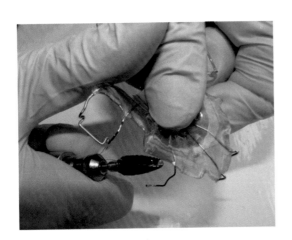

图 4.2　如图所示，若不磨除基托材料的锐尖，会阻碍腭侧指簧推动左上尖牙远中移动。基托材料需采用手持直机配合基托修整钻头或绿石进行调改。

• 在印模制取后牙齿发生了伸长或移动，这很可能是由于矫治器试戴时间耽搁造成的。

• 由于取模技术不熟练或灌模前印模在非适宜条件下搁置时间过久而造成印模变形。

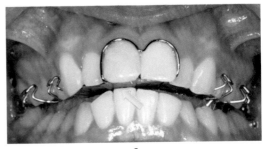

a

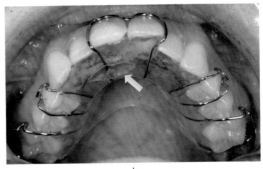

b

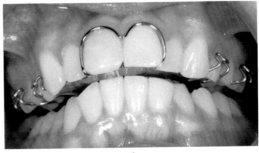

c

图 4.3　只有下颌切牙与前牙平面导板接触（如图 a 中箭头所示）。要确保至少 3 个牙齿与导板平面均匀接触。因此，要对导板进行调改（如图 b 中箭头所示），以使下颌 3 个切牙均有接触(c)。注意调改后导板仍要具备其功能，如图中所示，后牙咬𬌗垫开约 2mm。

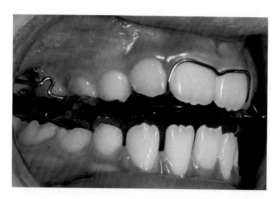

图 4.4　后牙与导板均匀接触以防止牙齿差异性伸长。后𬌗垫使前牙分离足够的高度，以便在纠正前牙反𬌗过程中下切牙不阻挡上颌切牙的唇向移动。

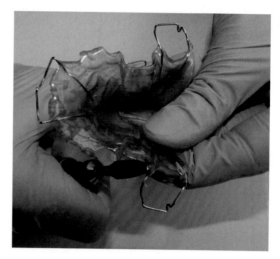

图 4.5　基托边缘延钢丝转折处伸展过长从而妨碍矫治器就位，磨除该处多余的基托材料。

• 矫治器制作不良。

当矫治器不能顺利就位时，大多可对其进行调改而使其更为适合。寻找配戴不适的原因以及应对方法时，需遵循如下步骤：

1. 在临床医生确认矫治器就位良好之前，不应触碰其功能部件。所有活动矫治器在从技工室送出时都要确保功能部件未被加力。

2. 固位部件在戴入前应处于松弛状态，以避免由于固位太紧而妨碍矫治器就位。

3. 如果矫治器始终不能充分就位，一般是基托问题：

• 检查牙齿周边腭侧基托是否与牙齿紧密贴合，但同时保证这些边缘不妨碍保持器的就位。若基托边缘延钢丝跨𬌗处伸展过长也会出现同样的情况（图 4.5）。对矫治器进行全面检查后，往往会发现一处或多处包绕钢丝的基托材料需要磨除。在此情况下，在患者口外采用手持直机配合基托修整钻头进行调磨，一次调磨一处，每次少量调磨。如果调磨过多，该处对应的牙齿其腭侧面就会脱离与基托的接触，从而发生腭向移动，此现象尤其容易发生于设计有固位卡环的牙齿。

• 当所有基托所涉及的问题都被排除后，若矫治器仍不能充分就位，在没有后牙𬌗垫的情况下，一般是由于基托形态与上腭形态不符而引起的，往往可归因于模型变形。此时需临床医生做出决定：该矫治器是否可在加强固位力后勉强就位，还是彻底不能就位而需要重新制作。如果是后者，则需重新制取印模，同时在送件单上描述原件不能就位的原因，以避免发生同样的问题。

• 然而，如果矫治器设计有后牙𬌗垫，矫治器不能正常就位有可能是因为印模制取后，后牙𬌗垫所覆盖的牙齿中有个别牙发生了伸长或少量移动。当很难辨别究竟是哪一颗牙齿所引起的问题时，可在矫治器表面涂义齿组织缓冲剂，以使牙齿与基托材料之间的早接触区域可以被辨认和去除。

• 一旦基托在调整之后可顺利就位，即可开始对固位部件进行分次、少量的加力，直到在矫治器就位时发出明显的"咔嗒"声，同时要求只有对卡环施加较大的向下的力时才能使其脱位。

• 在上述步骤都完成后，对功能部件进行加力。

部件的调整/加力

固位部件的正确调整以及功能部件的合

理加力,不论是加力的方向还是大小,都是矫治器达到治疗效果的关键。

固位部件的加力

Adams 卡环

所有活动矫治器都有其主要固位部件,因为矫治是否成功首先依赖于该矫治器能否在加力后仍维持良好的固位。很多功能部件在被加力后,都有使矫治器脱位的效应,因此,如果没有充足的固位,矫治器就无法在患者口内配戴,也就无法使牙齿有效地移动。

在进行调整之前,操作人员必须确认矫治器是否可以充分就位,以及矫治器从口内摘除时的阻力大小。如果患者可以轻松用舌或小指的力量将矫治器脱位,那么就需要对固位部件加力。

在做任何调整之前,必须使 Adams 卡环的每一个部分都与牙齿有正确的接触关系(图 4.6):

● 卡环的跨𬌗部分处应尽可能接近牙齿的邻面接触点,以便于其从腭侧基托伸到牙齿的颊面。

● 横梁部分应位于龈缘至牙尖高度的 2/3 处,且其距离牙齿颊面不超过 1.5mm。

● 卡环的箭头部分应刚好位于牙冠的近中颊角以及远中颊角处龈缘上方的倒凹内。

当然,调整 Adams 卡环特定部位的同时也会影响到其他部位,因此在调整时要特别小心,同时每次调整完都要对卡环各个部分的位置进行检查。例如,调整完跨𬌗部分使其接近于邻接点后,箭头部分将更接近于牙龈。同时也会造成横梁部分远离牙齿颊面而更贴近于颊黏膜(图 4.7)。

调整不能就位的 Adams 卡环使其具备固位力对于缺乏经验的操作者而言非常耗时、耗力。当然,在椅旁所能进行的调整毕竟有限,如果有多个来自技工室的矫治器需要大量调整,则需要与技师进行沟通或更换技工室。

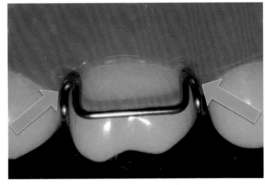

a

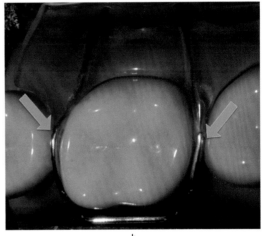

b

图 4.6　Adams 卡环的设计特点。注意箭头部分(如图 a 中箭头所示)是位于第一恒磨牙的近中颊角以及远中颊角处的倒凹内,同时跨𬌗部分(如图 b 中箭头所示)就位良好并位于牙间的楔状隙内,以避免咬合时受到下颌牙列的干扰。

检查完 Adams 卡环所有部分的位置后,应再次确保矫治器具备较好的固位力。理论上讲,卡环各部位的准确就位是矫治器固位良好的保证,但患者自身因素以及印模材料的精确性对其也有影响。

如果仍需加大固位力,则可直接对箭头部分进行调整(图 4.8)。Adams 64 号钳(通用或简易 Adams 钳)的钳喙应放置于箭头的腭侧并略向内侧施力。由于 Adams 卡环的箭头部分是最坚硬的组件,因此在最后阶段只可

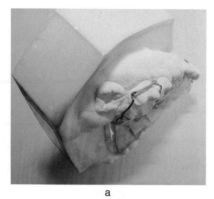
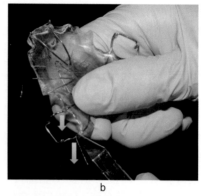
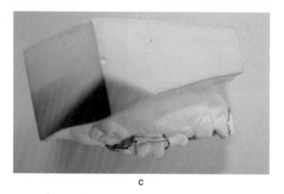

图 4.7　Adams 卡环跨殆部分的调整：当箭头部分起初并没有位于近中或远中颊角的倒凹内时(如图 a 中箭头所示)，需将从基托内伸出的钢丝跨殆部分朝向龈方弯(b)。这时的远中跨殆部分已经被调整到位(如图 b 中箭头所示为方向性调整)，但近中部分也需要进一步调整以确保其进入倒凹(c)。

对其进行少量调整，持续、反复的调整会使钢丝劳损从而增加其断裂风险。应按顺序对每一个 Adams 卡环进行调整。在这一过程中，与患者进行互动并获得其配合非常重要，例如他们往往会告诉医生哪一个卡环感觉过紧或哪一个过松。

当手指用较大力量才能使双侧卡环脱位时，证明矫治器固位良好。

Southend 卡环

Southend 卡环是常用的前牙段固位组件。它们从切端延伸到上颌切牙唇面龈缘处的倒凹内。这些倒凹在腭向或唇向倾斜的切牙上更明显，而在内倾的切牙上，Southend 卡环所提供的固位力很有限。

在矫治器可充分就位且完成 Adams 卡环调整后才可对 Southend 卡环进行调整。首先要对 Southend 卡环的位置进行检查，以确保钢丝进入倒凹且不侵入牙龈。钢丝部分应与牙面贴合。

用 Adams 64 号钳的钳喙紧持卡环刚从基托材料中伸出的钢丝部分，用手指对 Southend 卡环轻轻施压使其向腭侧移动并更接近于基托(图 4.9)。对卡环的两处钢丝基托交接处均应进行上述调整。切忌加力过大而造成患者矫治器摘戴困难。

唇弓

唇弓常用作前牙段的保持性组件，但与 Southend 卡环类似，可对正常倾斜或唇倾的切牙提供较好的固位力，但对于内倾的牙齿而言则较为有限。唇弓应位于牙冠的中尖牙及上颌第一前磨牙之间的邻接点贴合（图 4.10）。

对包绕切牙的唇弓部分加力可增强其固位力，对于正常倾斜或唇倾的牙齿而言这会使其更不易于脱位，因为牙齿中 1/3 处的牙弓弧度小于切缘处的弧度。加力的方法是收紧 U 形曲。用 Adams 64 号钳夹住 U 形曲双侧的垂直臂，轻轻施压使其相互靠近（图 4.11）。这一调整可使唇弓更靠近腭侧和切缘。如果这时唇弓位于牙冠中 1/3 的切缘方向，则需进一步调整使其升高到正确位置。夹住与唇弓相接的 U 形曲垂直臂的基底部，用手指轻轻加力上抬唇弓（图 4.12）。以同样的方式调整对侧 U 形曲。重新检查唇弓的位置和其固位，以确保对其上抬后没有减少固位

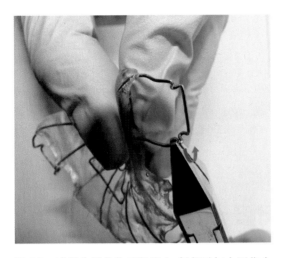

图 4.8 当箭头部分位于倒凹中，但仍需加大固位力时，对卡环的两个箭头都需要进行调整，如图所示的近中箭头部分。用钳喙紧持钢丝转动保持器，使每个箭头更充分地进入倒凹区（箭头所示）。应小心避免加力过紧，否则会使磨牙伸长，同时也会使患者感到矫治器摘戴不适。

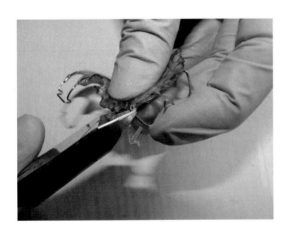

图 4.9 Southend 卡环加力：用钳喙紧持刚从基托材料中伸出的钢丝部分，用手指对 Southend 卡环的垂直臂施压，使卡环双侧钢丝朝基托方向移动（箭头所示）。

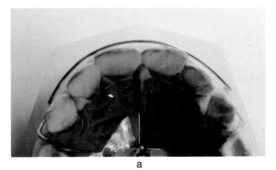

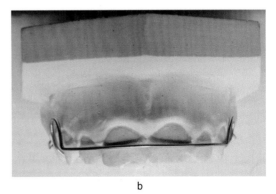

1/3 高度，U 形曲应位于尖牙附近。注意检查 U 形曲不压迫牙龈且不损伤唇颊沟。唇弓的钢丝部分应尽可能多地与切牙牙面贴合，这取决于牙列排齐的程度。基托部分应与牙齿的腭面相贴合。跨𬌗部分应与上颌

图 4.10 就位良好的唇弓（a）。注意在此位置时，唇弓位于上颌切牙牙冠的中 1/3（b）；钢丝部分形成平滑的曲线与尽可能多的牙齿唇面相贴合（a）；U 形曲位于尖牙附近，且跨𬌗部分与尖牙及第一前磨牙之间的邻接点贴合。

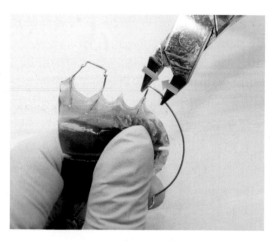

图 4.11　唇弓加力:用钳挤压 U 形曲双侧的垂直臂使其相互靠近。这一动作会改变唇弓的位置,因此仍需进行后续调整(见图 4.12)。

力。上下移动唇弓,当在唇弓和牙齿之间存在明显摩擦力时,视为充分固位,但不应加力过大使矫治器就位时唇弓不能自如位于正确位置(图 4.12c)。

功能部件的加力

Z 形簧

对 Z 形簧进行过度加力相对较为困难,主要是由于其过度加力后会使矫治器就位困难。

一般来说,Z 形簧加力的时间应为矫治器尚未但接近完全就位时,Z 形簧的游离臂恰好位于所要移动的牙齿切嵴下方。

加力时,将 Adams 65 号钳 (螺簧成形钳) 的圆形钳喙放置于靠近基托边缘的螺簧处,将矫治器朝远离钳子的方向轻轻推使螺簧向上向前移动解旋。将矫治器重新放置于患者口内检查加力的程度是否合适。

Z 形簧的游离臂要与牙齿腭侧面相平行且均匀接触,从而使力量均匀分布到牙齿。腭侧面的点接触会引起牙齿扭转。当然,对于本身就有扭转的牙齿则可选用点接触,但此时的点接触应对牙齿起反向扭转作用。

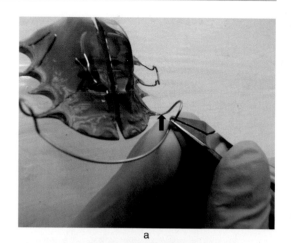

a

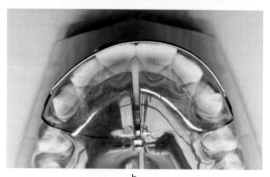

b

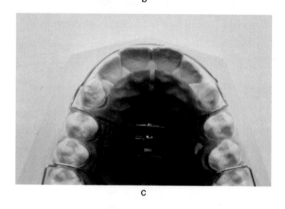

c

图 4.12　夹紧 U 形曲对唇弓加力(见图 4.11)后会导致唇弓前牙段的位置向切缘方向变化,因此需向龈方加力(图 a 中箭头所示)使其位于切牙唇面的中 1/3 处。在矫治器完全戴入就位前,唇弓应处于靠近切嵴的区域(b);因此在就位时需对其进行沿牙齿唇面的上抬(c;见图 4.10)。

Z 形簧游离臂的位置应将 Adams 65 号钳的圆形钳喙置于靠近游离臂一端的螺簧处进行调整。用手指对游离臂轻轻施压来调整其位置。

加力后，矫治器完全就位时,Z 形簧应处于压缩状态。Z 形簧倾向于恢复其初始形态，将牙齿推向唇侧，但前提是后牙𬌗垫的厚度足以解除下颌切牙对上前牙唇向移动的阻碍。而由 Z 形簧受到压缩并趋于恢复其初始形态所产生的力也会使矫治器脱位，矫治器会沿着牙齿腭侧面的曲线向下滑动。这也是为什么要求设计有 Z 形簧的矫治器其固位应尽可能靠近前牙且必须固位良好的原因(图 4.13)。

T 形簧

T 形簧用于颊向移动前磨牙和磨牙。

和其他功能部件一样，在加力前要先保证矫治器有良好的固位。

T 形簧的终末曲应与牙冠的舌隆凸相平行且接触。

加力时,将 T 形簧轻轻地朝基托反方向上抬。当矫治器接近但尚未完全就位时,T 形簧应比牙冠舌隆凸最突处更靠近𬌗方。当完全就位时,T 形簧因受到牙齿舌隆凸挤压而压缩，为恢复其长度，推动牙齿颊向移动(图 4.14)。

随着牙齿的颊向移动，应增加 T 形簧的长度以维持其与牙齿的接触关系。通过延展曲来释放一些钢丝的"力量储备"(图 4.15)。

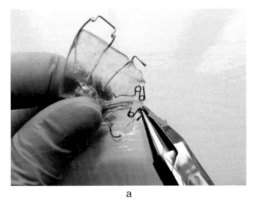

a

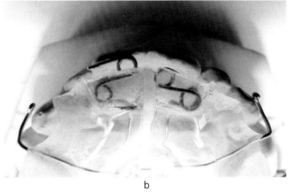

b

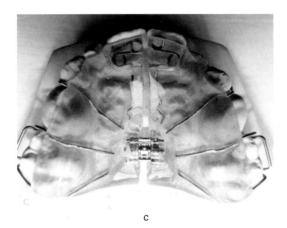

c

图 4.13 (a)Z 形簧加力:将 Adams 65 号钳(螺簧成形钳)的圆形钳喙夹住螺簧,一侧钳喙位于簧内,另一侧钳喙位于簧外。将矫治器朝远离钳子的方向用力推使螺簧向上向前移动。在矫治器完全戴入就位前,簧的位置应如图(b),加力之后的 Z 形簧位于切嵴处。就位后(c),簧在牙齿后方被压缩并应处于牙齿腭侧面中份。若在对簧加力时仅仅使其向前移动,而没有向远离矫治器同时向上方向的移动,则会造成其距离切嵴过近而不能顺利就位。

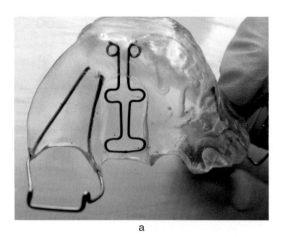
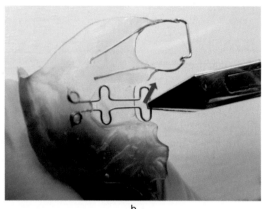

a

b

图 4.14　(a)T 形簧；(b)用螺簧成形钳加力，将 T 形簧的游离端朝基托相反的方向前向上抬(如箭头所示)。进一步的调整需通过延展释放"力量储备"曲处的钢丝来实现(见图 4.15)。

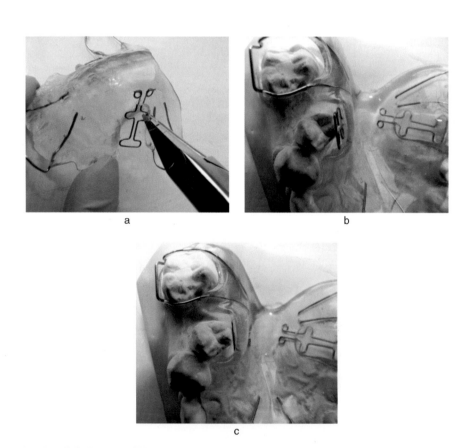

a

b

c

图 4.15　利用力量储备曲给 T 形簧加力，要求将螺簧成形钳的方形钳喙放置于储备曲内侧进行挤压，如图(a)。由于 T 形簧的基底部包埋固定在基托材料内，因此游离端延长应如图(b)所示。这就使得在矫治器完全就位前 T 形簧的位置高于腭侧颊尖(b)。一旦矫治器就位，簧受到腭尖的挤压发生压缩从而被加力发挥作用(c)。

腭侧指簧

腭侧指簧用于沿牙弓近远中移动牙齿。在对矫治器进行检查、就位和固位加力后，应检查牙齿上指簧的位置。簧的游离端应位于牙齿龈缘的切缘方向，从基托伸出，成弧形包绕牙齿的近中或远中，与牙面贴合，在越过颊面的远中 1/3 处弯制小圈曲，仍位于龈缘的切方。

一般来说，当 1/3 宽度的牙冠对簧产生作用力时，该作用力也会传递到整个牙齿。采用蜡条和标记笔在基托上标记并测量，标记方法为：当簧处于未加力状态时，在牙齿将要移动方向的对侧，于牙冠宽度约 1/3 处进行标记。有两种方法对簧进行加力：

- 用螺簧成形钳夹住螺簧前端的钢丝（避开钢丝的较为坚硬的工作端），将簧朝牙齿将要移动的方向推压(图 4.16)。
- 螺簧成形钳的圆形钳喙放置于螺簧内，用手指轻轻施压于游离端。依照此方法调整直到簧的位置与基托上的蜡型标记一致。

在矫治器置于患者口内尚未就位时，簧应处于牙齿𬌗面或切嵴的下方，牙冠宽度的 1/3 处。完全就位后，矫治器会推压簧使其趋于恢复到初始被动状态。簧的游离臂则会缓慢回到其初始被动位置，从而推动牙齿随之

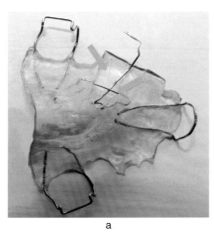

a

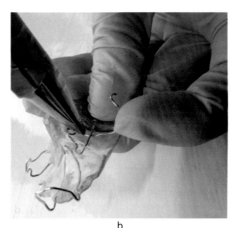

b

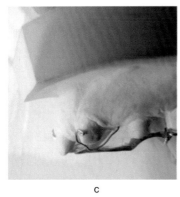

c

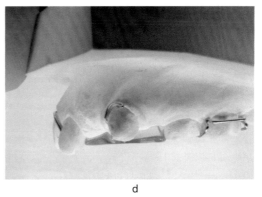

d

图 4.16　(a)带有箱形防护曲(箭头所示)的腭侧指簧。(b)加力时，可采用螺簧成形钳夹住紧临圈簧的前端的钢丝，在防护曲钢丝所限制的范围内，朝牙齿即将移动的方向推压簧。(c)以正确的方式对簧加力后，它应位于牙尖的近中(此处以尖牙为例)。如果要对切牙上的簧加力，那么加力范围为牙齿宽度的 1/3(约 3mm)。加力后的腭侧指簧就位后如图所示(d)，应确保其与牙齿紧密接触，且绕过牙龈。

移动。

加力后，检查钢丝是否对牙龈没有压迫且游离臂不妨碍黏膜与上唇的运动。要保证矫治器在配戴后，簧可自动于正确的位置上就位，且不会出现患者自己配戴矫治器时簧在反方向（错误方向）就位的情况。如果发生此类情况，很可能是由对簧的过度加力造成的，需进一步对其进行调整（正确的调整方法如图4.16）。

颊侧尖牙内收簧

这类簧只有在一种情况下使用——当尖牙需要内收，同时偏颊侧异位且少量近中扭转时。对上颌尖牙位置的纠正一般还是采用固定矫治器更为高效。

对颊侧尖牙内收簧位置的准确设计非常重要，不仅是因为我们要移动牙齿，更要考虑到如果簧的位置不正确，会使患者的唇颊沟受到簧的干扰或激惹而引发疼痛。对簧的位置进行检查时，可先嘱患者口周肌群放松，然后让患者说话、大笑、吞咽并做咀嚼模仿动作，观察内收簧是否在口腔功能运动期间对唇颊沟造成干扰。与义齿不同，矫治器会由于Adams卡环的固位力较大而不易受肌肉活动影响而脱位。跨𬌗部分应与上颌前磨牙之间的邻接点紧靠或贴合。同时确保内收簧的袖状臂不压迫牙龈。簧的游离端曲线应围绕尖牙的近中面，靠近龈缘，在终末端弯制小圈曲。

同腭侧指簧相同，加力点位于牙冠宽度的1/3。采用同样的方式，测量牙冠宽度，在内收簧处于被动状态时的基托远中部分标记冠宽1/3的位置。用Adams 65号钳喙置于螺簧处，以手指轻压游离臂直到其被动状态时位置与基托上的标记点相同。由于颊侧尖牙内收簧非常容易变形，因此要注意在游离臂上施加的力一定要轻柔，否则会导致就位不良。当矫治器置于口内，在完全就位之前，其游离臂应位于尖牙的

𬌗方，且处于尖牙近中面至牙尖的1/3冠宽。矫治器完全就位后，其游离臂末端应沿尖牙近中面曲线下滑并位于其初始位置，包绕牙齿的近中面，止于龈缘上方。在加力后，要重新检查簧、袖状臂以及游离臂末端的位置，以确保对牙齿和组织无医源性损伤。内收簧在其新的位置上处于被拉伸的状态，在趋于恢复至其被动状态的长度时即对牙齿产生推力（图4.17）。

唇弓

当唇弓不作为固位部件而被用作加力部件时，虽然也是对U形曲部分进行加力，但方式有多处不同。

当用矫治器来内收切牙时，牙齿移动之前必须有间隙存在。可通过磨除基托材料来获得，使基托的前牙接触面与切牙腭面之间有1.5mm的间隙。然而，切忌对基托部分磨除量过多，否则会使其失去对下前牙的控制，造成下前牙伸长，从而进一步限制上颌切牙的腭向移动。调改基托后，磨除其边缘的棱角使其可容纳在牙齿腭向移动时会出现的腭黏膜"弓状堆积"。牙龈组织的改建时间要比牙齿周围骨改建的时间长，尽管一段时间之后会逐渐趋于平展，但受到牙齿推挤时仍会出现一定程度的堆积，因此对基托边缘调改很重要。

开辟间隙后，以之前介绍的加强固位的方式对唇弓进行加力，夹紧U形曲。常规来说，在矫治器完全就位前，U形曲加力后使唇弓位于切牙切嵴的𬌗方，矫治器完全就位后，唇弓应位于切牙唇面的中1/3处。在此位置上，唇弓从被动状态被拉伸，其趋于恢复被动位置所产生的力使牙齿腭向移动（见图4.12）。

螺旋扩弓器

采用该矫治器治疗必须要求患者有良好的配合，因为对矫治装置加力时需每周两次

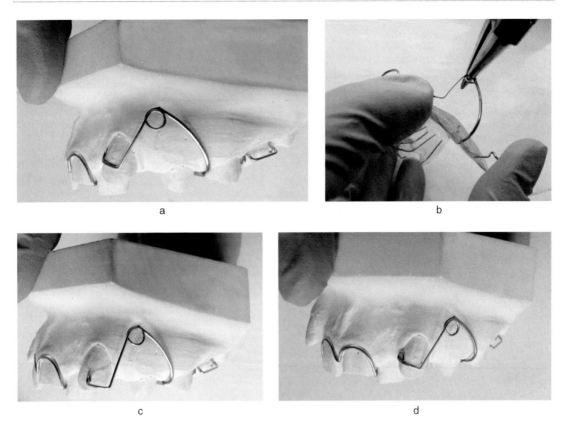

图 4.17　(a)颊侧尖牙内收簧；(b)在圈簧处加力最为便捷,但存在硬化钢丝容易折断的风险；(c)加力的量要适度；(d)矫治器完全就位时,簧被加力后所处的位置。

用钥匙转动螺簧。

　　所有设计有螺旋扩大器的矫治器,其基托上都有箭头标记,用来指示钥匙转动螺簧时的方向。螺簧矫治器的箭头标记由技师负责包埋,其颜色与基托颜色相比通常都较为醒目。螺钉部分有 4 个孔,其中总有两个孔处于可见的位置。用钥匙插入靠近箭头尾部的孔,然后按照箭头指示方向转动钥匙直至不能再转动为止(图 4.18)。然后从矫治器上取出钥匙,再把矫治器戴入患者口内。这样用钥匙转动螺钉的范围为 1/4 圈。加力后基托之间将分离 0.25mm,这一数值是牙周膜宽度的平均值。这也是为何每次加力只转动一次(1/4 圈)的原因。如果加力过多,牙周膜内的血管会有阻塞闭合的风险,从而发生透明样变和潜行吸收。

　　一定要为患者及家长演示如何对螺旋扩大器加力并强调其重要性。多数患者能够积极参与治疗,因此进行充分医患沟通后患者的配合基本不会成为太棘手的问题。加力的钥匙应保存于矫治器存放盒内以免丢失。

胶圈牵引

　　胶圈牵引对患者配合度要求较高,同时,与螺旋扩大器相比对患者/父母/监护人的手的灵活性要求更高。

　　胶圈牵引很少与上颌活动矫治器联合使用,但替牙期牙齿(切牙)助萌除外。只要患者每天按时更换胶圈,一般还是可以获得较为理想的治疗效果。此外,有必要对患者进行正确的鼓励和引导,由于需要助萌的上颌切牙

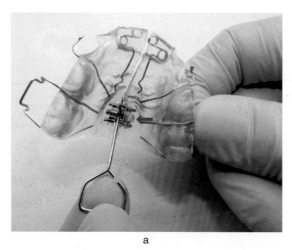
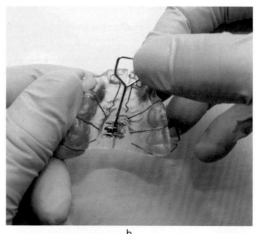

| a | b |

图4.18 转动上颌活动矫治器的螺钉。(a)用钥匙插入矫治器后部的螺钉孔,然后按照包埋在基托内的黄色箭头指示方向转动钥匙。此图中蓝色箭头提示黄色箭头(包埋在基托内)的位置。在制作矫治器时,技师会常规性地将箭头包埋于矫治器的基托内,指示钥匙转动的方向。(b)将钥匙按照箭头指示方向转动直至不能再转动为止。以此方式转动螺钉的范围为箭头指示方向的1/4圈。

在治疗前往往不美观,但只要可以改善其外观,患者一般都能良好配合。

指导患者/父母/监护人摘戴矫治器

在完成矫治器的就位、固位检查和加力后,尽管患者需要适应矫治器刚戴在口内时较为奇怪的感觉,但仍有必要对矫治器部件是否造成患者感觉不适进行检查。之后,则开始为患者演示如何配戴和摘下矫治器。

在患者离开诊室前确保其能够正确摘戴矫治器非常重要。让患者知晓其有能力自己摘戴矫治器可以增强患者对治疗的信心。当患者能够自行摘戴矫治器时,给予鼓励和称赞对治疗成功非常重要。

在描述如何摘戴矫治器时,患者要处于端坐位。

• 先展示如何摘下矫治器,因为这一步相对来说较为简单。

• 将矫治器置于患者口内,递给患者镜子使其可以看到医生在其口内的操作。

• 为患者展示如何摘除矫治器,同时进行语言讲解。

• 特别告知患者对包绕后牙的卡环要用手指施加较大的力。让矫治器脱位所需要力的大小往往会让他们感到意外。

• 不可仅在前牙固位部件或其他任何加力部件上施力来摘下矫治器。这样做会使加力部件变形,从而对牙齿产生大小或方向上不适当的力。

• 摘下矫治器后,向患者展示具体部件所对应的牙位,例如:"这些卡环应包绕你后面的牙齿。"

• 向患者演示和讲解将钥匙插入矫治器加力的过程,让其通过镜子观看学习。

• 指导患者将矫治器置入口内,检查簧是否处于正确位置,然后用力按压基托部分直至听到"咔嗒"声提示矫治器已就位。

此时轮到患者来向医生展示他们如何摘戴矫治器:

• 让护士来为患者持住镜子,使医生可以腾出戴有手套的双手来协助患者。

• 很多患者会试图向下拉拽他们一眼所

看到的钢丝来使矫治器脱位，因此有必要提醒他们(仰卧位)将手指置于磨牙卡环的横梁处向下用力拨。

- 在此阶段，矫治器表面会被大量的唾液覆盖，让患者感到不适。因此要提前准备好纸巾，并积极给予患者鼓励，"垂涎"一般只持续 1~2 小时。
- 去除过多的唾液后，让患者把矫治器放回口内，并以言语鼓励，必要时给予提示、指导。
- 持续演示当矫治器完全就位后簧所应处的正确位置。
- 戴好矫治器后，检查其是否就位正确，并给予患者称赞。

询问患者及其父母/监护人是否能够在回家后自行摘戴矫治器。绝大多数患者都能很顺利地摘戴矫治器，只有个别患者需要在监督下重复上述过程。

对患者及其父母/监护人进行指导

需要给予患者及其父母/监护人很多相关指导或建议。最重要的是，医生必须在向患者及其父母"推销"矫治器时充满热情。态度不够热情的医生会直接影响患者回家后配戴矫治器的积极性，同时也会导致家长不积极参与或督促。

何时配戴矫治器?

除保持器外(详见另一章)，所有的主动或被动矫治器都应全天配戴，每天 24 小时，包括睡觉、进食和上学期间。然而，如下情况时需摘下矫治器以维护口腔健康：

- 当患者维护口腔卫生时。
- 每次进食后，便于冲洗掉食物残渣。
- 接触性运动时。
- 游泳时。

在不配戴矫治器期间，应将其保管在塑料盒内，可以使用专用的保管盒或小型食品储物盒。

如何爱护矫治器

应在饭后摘下矫治器，用流水冲洗去除食物残渣。之后最好是在一碗水内使用牙刷和牙膏清洁矫治器，以防矫治器损坏或掉入洗水池。应在每次进食后清洁矫治器，每天至少 3 次。

进食时是否配戴矫治器?

答案毫无疑问是肯定的。原因是如果患者在咀嚼时摘下矫治器，频繁而大力地咀嚼会使牙齿趋于处在其原来的位置。因此，矫治器所获得的效果很快就会被复发抵消。这不仅会拖延疗程，更会使牙齿持续受到矫治器和咬𬌗力的作用被推来推去，从而对牙周支持组织造成损伤。这一点应对患者及父母进行解释。此外，对很多矫治器来说，进食时配戴将有助于其加力部件发挥作用。当然，还有一种可能性，患者在进食时摘下矫治器，很可能会忘记配戴回去甚至丢失矫治器，引发更多的问题。因此，嘱咐患者在进食时配戴矫治器非常重要，虽然在初期会感到困难，但可以建议其先从较软的食物开始，待适应矫治器后再常规进食。

配戴矫治器期间会感觉疼痛吗?

矫治器加力后，当牙齿开始移动时会产生不适感。由矫治器向牙齿施加的力量会在约 6 小时左右引发促使骨吸收和沉积的细胞学改变。而这一过程会伴随导致疼痛的炎症反应，如前列腺素水平升高引起牙齿感觉不适。在戴入加力矫治器 4~6 小时后，以及后续的每次加力后，患者都会感到不适。这种不适感一般持续 3~7 天，其程度受很多与矫治器/牙齿相关因素的影响，也与患者自身对疼痛的耐受程度有关。可以建议患者特别是其父母：如果牙齿感觉强烈不适，可用治疗头痛时所需的止痛药来缓解，但切忌使用时不能超过该药品最大服用量。

矫治器的钢丝及基托部分在与口腔黏膜发生摩擦时也会导致不适。通常该不适感会持续10~14天，直至口腔黏膜的角化层逐渐增厚产生保护作用。

口腔卫生的维护

即使在配戴矫治器之前患者的口腔卫生良好，也要在每次复诊时强调口腔卫生维护及良好饮食习惯的重要性，同时强调在刷牙时取下矫治器。尽管这听起来是常识，但其实很多患者都倾向于戴着矫治器刷牙。

含氟漱口水的使用

据（Benson等，2004）报道，每天使用0.05%的含氟漱口水可有效降低戴固定矫治器患者牙齿表面脱矿的发生率。然而，由于活动矫治器同样也会使菌斑存留，我们也要建议戴活动矫治器的患者每天用0.05%的含氟漱口水含漱。一些瓶装含氟漱口水的含氟量对儿童有害，但其瓶口往往没有采用防止儿童使用的设计。因此，要警告父母将漱口水存放在儿童所及范围之外的橱柜里。

若矫治器损坏、变松时患者该如何做？

告知患者或监护人当矫治器损坏或变松时，应及时与医生或诊室医护人员联系。医生则要尽早安排处理此类紧急情况，一般在1~2天内，因为如果矫治器不能被顺利配戴就位，即会造成矫治器失效从而进一步导致复发。这就要求患者必须及时与医生联系来修复或调整矫治器。显然，把变松的矫治器加紧固位相对较快，但如果需要对矫治器做更多

的修整则要花费较长时间，因此患者越早与医生联系，越能避免出现更多的问题。

如果确实需要做大量调整，通常需要送件至技工室，在矫治器调整好之后则需患者再多前来复诊一次配戴矫治器。如果需要制作新的卡环或簧，则需重新取模型来制作。

有时可将断裂卡环（或唇弓）的断端焊接起来，但该方法只适用于断端距离基托至少2mm以上的情况，且一般不适用于断裂的簧。

上述注意事项需在患者配戴好矫治器、离开诊室之前对其及父母进行口头嘱咐。在进行矫治器初戴复诊预约时，应预留充足的时间来指导矫治器配戴并允许患者及父母提问，避免仓促。

最好是能为患者准备一张"患者注意事项单（Patient Information Leaflet，PIL）"，上面罗列所有的口头医嘱内容，这样也可避免患者在离开诊室后记错或忘记。在这张注意事项单上也应提供联系电话，方便患者有问题时及时咨询或沟通。

最后，患者及其父母/监护人离开前应预约下次复诊时间，出于医患各方因素考虑，通常间隔时间为4~6周较为合适。

（戴红卫　张赫 译）

参考文献

Benson PE, Parkin N, Millett DT, Dyer F, Vine S, Shah A (2004) Fluorides for the prevention of white spots on teeth during fixed brace treatment. *Cochrane Database of Systematic Reviews* Issue 3: CD003809.

第 **5** 章
复诊检查要点及原理

对所有医生来说,复诊是正畸治疗的重要组成部分。复诊时不仅需要检查牙齿移动量,还应包括其他检查内容,如口腔卫生、患者依从性以及必要时的鼓励或奖励等。

学习成果

阅读本章后,你应该了解:

- 定期复诊所需检查的内容。
- 如何发现治疗错误。
- 调整活动矫治器的必要性。
- 如何判别治疗结束及管理术后保持。
- 禁忌证。
- 何时/怎样设计。

复诊频率

一旦开始配戴活动矫治器,必须常规复诊,一般4~6周复诊一次。这个时间间隔是合理的,因为这样可以有足够时间让活动矫治器发挥作用并使机体细胞发生相应的迁移和稳定。如果复诊时间短于4周,矫治器可能无法完全实现其对牙齿移动的作用。此外,活动矫治器加力过于频繁也可能导致牙根吸收。但如果超过6周,则治疗进展可能被延迟,因为矫治器的矫治力会衰减而不起作用,从而延长配戴时间。当然,在配戴矫治器前,患者和父母/监护人应充分意识到定期复诊的重要性,并且这应作为知情同意的一部分。

牙齿移动、矫治器的故障排除和调整将贯穿于任何类型的牙齿移动。

怎样监控

以下是每次复诊中必须检查的关键内容:

- 患者是否按要求配戴矫治器。
- 口腔卫生。
- 矫治器的维护。
- 牙齿移动(想要或不想要的移动)。

显然,以上内容有重叠部分,但系统性地、合理地对患者进行检查能够确保万无一失。

患者配戴与否以及配戴效果

也许,患者没有遵医嘱配戴矫治器的第一个明显标志就是当矫治器戴在口内时,患者说话仍口齿不清。如果适时配戴矫治器,绝大多数患者舌体在1~2天内就能够适应腭部黏膜处的树脂基托，即可恢复正常发音。

如果患者认真配戴矫治器，那么就能在不需要镜子或任何帮助的情况下轻松戴入和取出矫治器。如果患者声称戴入和取出矫治器困难，则其可能并未遵医嘱按时配戴矫治器。

此外，配戴的矫治器可能变松，因为在戴入和取出过程中，矫治器固位部分的钢丝可能发生形变或位移，最终导致变形损坏。没有配戴的矫治器很"紧"，需要用力取出。

配戴过的矫治器有以下表征：树脂基托上存在齿痕（如果设计切缘/𬌗面覆盖）或金属部分变色。如果基托没有任何咬合磨损的迹象（或钢丝仍很有光泽）（图5.1），说明患者并未按要求配戴矫治器。

应检查患者是否正确戴入矫治器，并检查矫治器的任何加力部分，尤其是腭部推簧是否位于对应牙齿。

如果矫治器没有如最初设计时配戴到位，说明矫治器至少几天没有配戴了，那么需要停止配戴一段时间，让牙齿自由移动。这种情况往往发生于恒牙萌出，或为了让邻牙倾斜向乳牙拔牙间隙的患者。

口腔卫生

初戴正畸矫治器时，口腔卫生往往会变差。即使是活动矫治器，也应采取措施保持口腔卫生。患者往往会在牙齿/正畸复诊前立即刷牙，所以要检查牙龈健康和矫治器的卫生，这和检查牙齿清洁度同样重要。

有时牙龈炎不能被及时发现。配戴活动矫治器时，牙龈炎常发生于腭、舌侧龈缘，特别是在刷牙时未取下矫治器和（或）口腔卫生检查不充分时。

此外，矫治器覆盖腭/舌侧龈缘可能导致菌斑沉积于软组织并阻碍唾液中的抗菌物质到达龈缘，这也导致了更多的菌斑堆积在牙齿腭、舌表面，加重牙龈炎（图5.2）。

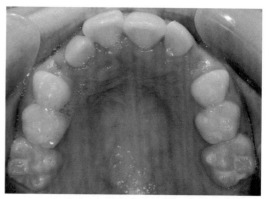

a

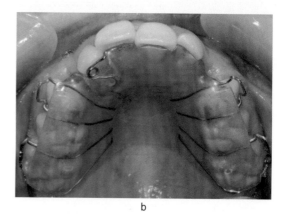

b

图5.2   配戴上颌活动矫治器易导致口腔卫生恶化（a）。颊腭侧龈缘牙龈炎症，配戴矫治器导致口腔卫生较差，如图（b）。

图5.1   配戴过的上颌后牙𬌗垫式活动矫治器。

口腔卫生较差是一个严重的问题，尤其是对于年轻患者。存留在基托组织面的菌斑块不仅会加重牙龈炎，而且会导致义齿性口炎。这是由于腭侧黏膜处基托组织面会产生念珠菌属(图 5.3)。

治疗以上情况应首先改善矫治器的卫生，建议患者每天 3 次用牙刷和牙膏彻底清洗矫治器。患有义齿性口炎的患者晚上不要配戴义齿。然而，对配戴活动矫治器的患者并不建议晚上不配戴，因为如果晚上不配戴(即 8 小时不配戴)，牙齿会开始复发，从而导致矫治器无法戴入。如果通过改善口腔卫生仍无法治疗义齿性口炎，那么就有必要局部涂抹咪康唑(抗真菌)等药物。

矫治器的维护

如上所述，认真配戴的矫治器在复诊间隔期会变松。因此，每次复诊时，加固矫治器很有必要，详见第 4 章。显然，任何加力部件都需要重新加力。

然而，同样重要的是需要彻底检查矫治器，以确保固位弓丝没有断裂，树脂没有破损。由于咬合力的作用，树脂破损通常发生在前牙和后牙殆垫处，也会发生在基托的任何部位。复诊时，常需要去除矫治器锐利的树脂边缘，但如果前牙平导区或后牙殆垫区出现较大块的断裂，那么该矫治器不能再控制牙齿的萌出/某些牙齿的位置。如果出现以上

情况，需要修复矫治器，修复可以在椅旁或技工室完成。

应对弓丝上任何微小的破损进行评估，破损可能表现为变形或断裂。变形通常是由于患者错误的取戴，如下拉唇弓而不是下拉固位卡环，其他原因包括错误地配戴矫治器，或运用咬合力戴入矫治器。

Adams 卡环(图 5.4)或唇弓 U 形曲金属端由于反复调整而硬化，或因咬合创伤(如突出的卡环或唇弓)导致钢丝反复曲变，从而会导致部件断裂。

当活动矫治器需要取下修复时，必须记住，任何已移动的牙齿在矫治器取出后数小时内都将开始漂移回其原始位置。因此，如果在椅旁或就近技工室就能修复，就能避免患者几天内不能配戴矫治器的情况。但如果矫治器需要送到技工室才能修复，那么在技工室返件后，配戴前需要将矫治器去活化一部分。

牙齿的移动（想要或不想要的移动)和调整

为确认牙齿发生了适当的移动，每次复诊时，比较患者现有牙列与之前的研究模型

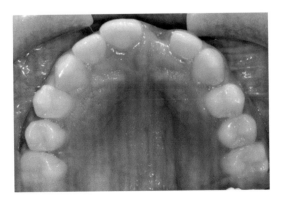

图 5.3　口腔卫生较差导致的义齿性口炎。

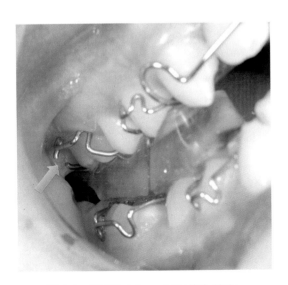

图 5.4　损坏的 Adams 卡环(箭头所示)。

很有必要，并应注意以下细节：

- 覆盖。
- 覆𬌗。
- 尖牙、磨牙关系。
- 间隙大小（包括测量间隙并检查在维持阶段间隙没有减小）/开𬌗。
- 横向关系——取决于你试图实现怎样的牙齿移动。

然而应注意，不需要移动的牙齿的移动方向非常重要，如支抗丧失，并应在每次复诊时彻底检查支抗牙是否发生移动，尤其检查需要移动的牙齿在矫治器作用下是否发生了移动。

如果不按序进行这些检查，就无法评估治疗过程，正在出现的问题就会被遗漏，依靠记忆进行检查是不合适的。

复诊时的调整

矫治器固位部分往往需要调整以增加矫治器的固位力。显然，加力部分，如推簧需要重新加力。需在推簧加力前调整固位部分。然而，其他特定部位的调整取决于试图实现什么类型的牙齿移动。

扩弓

检查什么

扩弓起作用的一个显著标志是后牙反𬌗得到改善或纠正。同样，咬合如果没有发生变化，就说明患者并未配戴矫治器。然而，由于纠正后牙反𬌗可能需要几个月的时间，所以需要在每次复诊时评估反𬌗是否得到改善。可以通过每次测量明显标志点的宽度来评估。例如，用圆规和直尺或微调器测量两侧磨牙近中颊尖的宽度(图5.5)。

问题排除

若患者配戴了矫治器，但横向不调仅有轻微改善，则需要检查以下内容：

- 患者是否每周遵医嘱按正确的方向、角度和次数旋转扩弓螺旋，可通过自我回退扩弓器的螺旋并记住回退圈数来判断。例如，医生要求患者每周旋转扩弓螺旋两次，而上

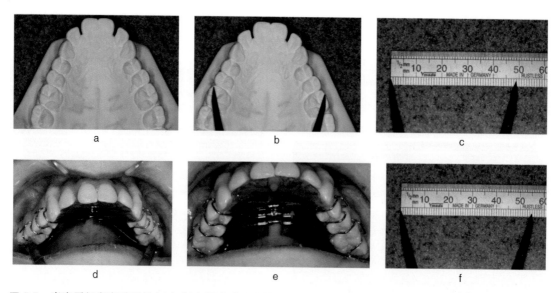

图5.5　当磨牙间宽度需要扩大时，每次复诊时，用圆规和尺子测量扩宽量，如图所示。(a)选择U6近中颊尖宽度为标志点；(b)测量标志点宽度；(c)直尺量化宽度；(d)每次复诊时重复测量，每个宽度都应记录在患者档案中；(e,f)扩弓起效；从49mm(c)到55mm(f)。

次复诊是 6 周之前，那么医生应该能够回退螺簧 12 转。如果不能回退这么多，就应询问患者和(或)父母/监护人是否遵医嘱加力。也可以通过要求患者和(或)父母/监护人演示如何旋转扩弓螺旋来判断。此外，螺旋处的基托应该较上次复诊时打开数毫米，即旋转 1/4 圈打开 0.25mm。所以，上述案例中，基托的距离应该扩大 3mm。

• 下颌牙弓是否亦扩大。如果设计后牙𬌗垫是为了解除咬合，那么下颌不会扩大。然而，通过检查模型上明显标志点的宽度以及患者口内相同位置宽度，如测量下颌第一恒磨牙近中颊尖的宽度，进行比较即可分析，二者测量结果应该相等。如果口内测量大于研究模型，那么下颌牙弓发生了轻微扩弓，此时，需要检查横向的咬合干扰。

• 矫治器是否由于某些原因未配戴而导致扩弓后复发。这种情况很容易被发现，即矫治器无法完全就位，因为它比牙列宽。此时，需彻底询问患者停止配戴矫治器的原因，如果原因一直存在，那么患者配戴的依从性将持续下降。

• 扩弓案例中，支抗不可能丧失，因为支抗是相互的。

下一阶段

如果扩弓进展顺利，患者依从性好，那么下一阶段就是决定是否需要进一步扩弓以完全纠正反𬌗。如果可以，就过度纠正，因为预期扩弓会有一点复发。如果需要进一步扩弓，则需要患者继续一周一次或两次地旋转螺丝。

围绕牙弓移动牙齿

当牙齿需要围绕牙弓移动时，牙齿通常会近远中向倾斜移动至间隙，以至于在移动过程中，间隙会重新分配。然而，当牙齿以这种方式移动时，很容易丧失支抗，尤其是多颗牙在同一时间向同一方向移动时。因

此，每次复诊时，有必要检查支抗牙的位置和覆盖。

检查什么

牙齿以适当的方式移动的指示如下：

• 与研究模型相比，牙齿在口腔中被移动到不同位置上。

• 测量移动牙的间隙。根据计划，每次复诊时，该间隙应该变小或变大。可以通过圆规、尺子或游标卡尺测量。图 5.6 显示间隙被打开，证实缝隙被测量。

• 在牙齿后面可见更多明显的间隙。

• 在移动方向上，牙齿倾斜增加。

• 与矫治器接触的其他牙齿没有任何移动(支抗牙)。

上述标志表明患者有按医嘱认真配戴矫治器，且加力部位传导的力值是适当的。

问题排除

然而，如果上述标志不明显，患者依从性也很好，那么需要考虑，加载到矫治器上的力值是否过大？如果是，牙齿仍然会移动，但是是以间歇的方式而不是连续的方式移动。这是由于牙周膜发生透明样变，随后导致牙槽骨吸收，这将持续 10~14 天，在这期间，牙齿无法移动，然而，来自矫治器加力部分的力值

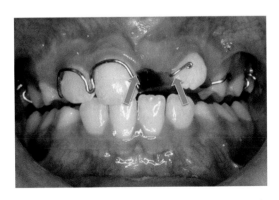

图 5.6　在此图中，上颌活动矫治器用于内收左上侧切牙(UL2)来为左上中切牙(UL1)提供间隙，为了评估内收进度，应在患者每次复诊时采用圆规来测量左上侧切牙和右上中切牙(UR1)之间的间隙。

以相反的方向仍持续作用于所有接触牙(包括支抗牙)。如果超过牙齿移动阈值，支抗牙将会移动。

例如，运用活动矫治器移动右上侧切牙、左上中切牙、左上侧切牙，为右上中切牙萌出开辟间隙(如图 3.4 所示设计)。如果加载在这些牙齿上的合力超过支抗牙移动所需阈值(无论正在使用过大的力或同一时间移动多颗牙齿)，将产生以下后果：

• 右上侧切牙(UR2)和左上中切牙之间的间隙会增加。如果仅仅检查右上侧切牙和左上中切牙之间的间隙，那么就会给医生错误的信息，认为治疗进展顺利。

• 右上侧切牙和左上侧切牙远中间隙明显减少。

• 覆盖增加。

• 磨牙关系更偏 II 类。

这些后果都是由于支抗丧失，支抗牙向其他牙齿移动的相反方向移动。一旦支抗丢失，解决就会非常困难。

下一阶段

如果牙齿按计划移动，则需要对矫治器做如下调整：

• 调整固位部件，确保卡环箭头部不压迫牙龈。

• 检查基托、固位部位、咬合等是否阻碍牙齿进一步移动。

• 检查腭侧推簧是否可以自由移动，没有变形。

• 按需要对推簧加力。

• 检查推簧是否仍适合周围牙齿。

• 最后确保矫治器是否配戴舒适以及患者是否可以自行取戴。

可以参考第 4 章重新对推簧和卡环进行调整。

如果支抗已经丢失，导致磨牙关系变化和覆盖增加，则需要专科医生的建议/帮助(见后文)。如果进展不顺利，最好尽早寻求建议，以免情况恶化。

唇倾牙齿

检查什么

前牙反𬌗的患者，当治疗计划合适，患者依从性好时，反𬌗往往能很快解决 (3~4 个月)，这是因为这种类型的矫治器(见图 2.2)能够通过分离咬合自动消除下颌干扰，从而实现短距离牙移动获得良好的覆盖。牙齿舌倾的反𬌗往往有一定的自发性改善——仅仅由于咬合分离。

• 按要求配戴上颌活动矫治器，其后牙𬌗垫能够对咀嚼肌去程序化。因此，即使在不配戴矫治器时，下颌位置也不再变化。

• 应该有尖对尖或更好的切牙关系。

• 检查是否具有足够的间隙允许相关牙齿进一步的唇向移动。

问题排除

如果解决反𬌗几乎没有进展，尽管迹象表明患者依从性较好，则需要检查是否因为切牙"萌出"过度导致配戴矫治器后，前牙没有足够的间隙允许牙齿进一步唇倾。生长发育期的患者，当𬌗垫分离咬合后，前牙将会进一步萌出。当然，这是有利的，因为能够通过增加覆盖帮助治疗。然而，明显的、快速的覆盖增加可能会阻止上前牙的唇向移动。如果上切牙位于下切牙舌侧，上前牙即使能够移动，也不能纠正反𬌗，因为上前牙沿下前牙舌侧唇倾会使下切牙前倾。这样会压迫下颌唇侧牙周组织，造成牙龈萎缩。在这种情况下，需垫高后牙𬌗垫，以解除咬合。

下一阶段

• 调整必要的固位部位，确保 Adams 卡环箭头部不侵犯牙龈。

• 检查加力部件和咬合是否阻碍牙齿进一步移动。

- 前牙 Z 形簧重新加力。
- 检查弹簧是否与牙齿腭侧贴合。
- 确保矫治器配戴舒适，患者仍可轻松取戴。

减少覆𬌗

检查什么

如果矫治器配戴适当，覆𬌗将减小。青少年患者覆𬌗减小较快，成年患者则需要更长的时间。依从性好的患者数天后就可以看到覆𬌗的减小(图 5.7)。覆𬌗减少的证据包括：

- 当不配戴矫治器时，牙齿不再完全咬合于对颌牙舌缘或黏膜处。
- 配戴矫治器时，颊侧牙齿颌间距离较初诊时较少。

问题排除

如果前牙平导合适，青少年患者覆𬌗没有减少的唯一原因是患者依从性差。

下一阶段

由于牙齿移动很快，每次复诊时有必要检查配戴矫治器后后牙没有接触。一旦后牙有接触，就不能使覆𬌗进一步减少。因此，如果需要覆𬌗进一步减少，应增加前牙平导高度(按先前所描述调整)，从而使后牙不再接触。

减少覆盖

检查什么

如第 4 章所述，活动矫治器减小覆盖仅适用于一些特殊病例：覆盖轻微增加和上切牙只有非常轻微的前倾或存在间隙的病例。这些情况可能允许上切牙舌倾，使覆盖减少而不影响美观。因此，应首先检查覆盖是否减少(使用直尺)和间隙是否变小。然而，由于这一移动需要支抗，所以每次复诊时有必要检

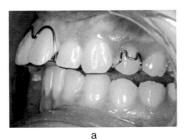
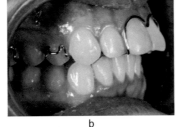
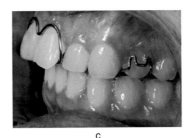

a　　　　　　　　b　　　　　　　　c

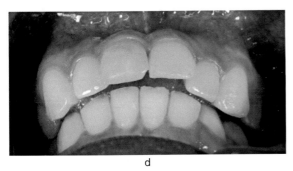
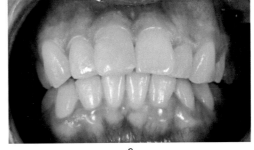

d　　　　　　　　e

图 5.7　此为图 4.3 所示的同一位患者。首次配戴前牙平导时，平导使牙齿分离大约 2mm(a)。配戴平导 3 个月后，颊侧牙齿能够接触(b,c)。而下前牙不再咬合于上前牙腭侧黏膜(d)。可以发现，当患者不戴平导时，其覆𬌗已经减少(e)。

查磨牙关系以及覆盖。如果磨牙关系更偏Ⅱ类，表明支抗正在丢失。

问题排除

如果唇弓加力合适，仍有许多原因导致覆盖不减少和(或)支抗丢失：

- 由于腭侧基托的存在，上切牙不能腭侧移动。
- 上切牙腭侧移动时受到下切牙的阻挡，如深覆𬌗。

下一阶段

每次复诊时，需要修整腭侧基托以远离上切牙腭面，但同时不能修整过多导致下前牙无法咬合于基托。如果修整过多，将会导致下切牙过度萌出，增加覆𬌗从而阻止上切牙移动。

确保上切牙不过度舌倾同样重要。如果过度舌倾，有必要转专家会诊。然而，这也表明病例在首次就诊时评估不准确。

伸长切牙

如果患者符合标准且依从性好，同时无牙齿粘连，切牙很快会伸长。然而，牙齿伸长太快是不理想的(因为供应牙髓的血管存在损害的风险)，但通常牙齿也有一些自发性萌出。

检查什么

每次复诊时，应该用明确的标志，如相邻切牙切缘，来测量牙齿的移动并记录。同时需要监控拉切牙向舌侧移动的橡皮筋的弹性牵引方向，尤其是已经形成尖对尖或甚至明显的反𬌗的牙齿。

问题排除

如果牙齿不动，那么评估以下方面尤为重要：

- 有牙齿粘连吗？有时，在牙齿移动前不能判断该牙是否存在粘连。如果患者依从性好且加力方式正确，若牙齿仍不能移动，则暗示可能存在粘连，尤其是因外伤嵌入的牙齿。用金属器械，如口镜的手柄敲击粘连牙会发出金属破裂的声音，这完全不同于非粘连牙发出的钝的低沉音。此外，邻牙干扰也是诊断粘连的一个指征。

- 弹性牵引橡皮圈的力量。牵引开始时，需要较大的弹性牵引橡皮圈产生足够的牵拉力(最大值50g)，每次复诊时，需要检查橡皮圈的大小判断是否被激活。如果橡皮圈很小或没有牵引力了，则需要更换一个较小的橡皮圈，以产生足够大小的牵引力。

下一阶段

每次复诊时，如上文所述，需要测量移动牙的位置并记录在案。确保树脂基托没有阻碍伸长运动，而且应保证基托与上切牙腭侧接触以防止腭侧移动。必要时应更换橡皮圈，检查患者是否仍能正确使用并每天更换橡皮圈(断裂或脱落时及时更换)。

间隙维持

检查什么

间隙维持器没有加力部件(图5.8)，其适应证是防止口内其他牙齿占据未萌牙所需空间。

配戴间隙维持器的患者不需如其他配戴加力活动矫治器的患者一样每月定期复诊，只需督促其保持良好的口腔卫生，但也需至少每3个月复诊一次，检查内容包括：

- 口腔卫生良好。
- 矫治器仍然适合。
- 牙齿萌出适当。
- 维持足够的间隙 (每次复诊时测量间隙宽度并与对侧已萌同名牙或相关牙平均宽度比较。牙齿平均宽度在大多数标准的正畸图书中均有所示)。

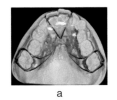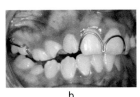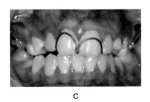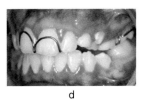

| a | b | c | d |

图 5.8 间隙维持器。模型(a)和口内像(b~d)。移动右上第一前磨牙和左上第一前磨牙为上颌恒尖牙萌出提供间隙。主要通过基托防止牙齿漂移。更有效的方法涉及增设阻止曲(见图 3.17)。

- 患者仍坚持配戴矫治器!

问题排除

间隙维持器的问题排除更多关注预防而非治疗。牙齿萌出往往需要 6~9 个月,有时甚至更长,主要取决于阻生程度,作为知情同意的一部分,需告知患者和父母了解继续配戴矫治器直到牙齿萌出的重要性。恒牙拔除后间隙一旦丧失,就很难再被推开。

下一阶段

一旦牙齿开始萌出,树脂基托不能阻碍萌出,因此,需检查是否存在基托阻挡,并去除任何阻挡的树脂材料。

如果间隙维持 6 个月后,仍没有任何牙齿萌出的征兆,就有必要考虑通过局部 X 线片(选择根尖或截面)来检查萌出进度。然而,如果临床症状表明牙齿萌出进展顺利,如能触摸到牙齿,那么就不需要拍 X 线片了。

治疗结束的管理和保持

一旦牙齿移动到所需位置,就有必要计划逐步停止配戴矫治器和保持器。

后牙𬌗垫

使用后牙𬌗垫后,如果患者遵医嘱配戴矫治器,则侧方咬合可能呈开𬌗。在完全停止配戴矫治器前,上下后牙紧密接触稳定咬合后,侧方开𬌗应该关闭。可通过以下方式进行调整:

- 当牙齿处于理想位置时,后牙𬌗垫应

完全去除,但矫治器应继续全天配戴。调整𬌗垫意味着正确磨除,使咬合面充分暴露出来并离开 2~3mm,即恢复正常外观。这将使牙齿保持在理想位置,也允许下颌后牙萌出以关闭侧方开𬌗。在生长发育期,上下牙齿接触通常需要 6~8 周(图 5.9)。

- 一旦后牙接触,咬合可以将牙齿维持在新的位置。然而,必须告知患者在停止配戴保持器前应进行正确评估。

因此,建议进行以下检查:

- 如果前牙反𬌗已经纠正,需要评估覆𬌗是否能够维持良好的覆盖,有时,如果牙齿过度唇倾,那么前牙覆𬌗会变得更小。在这种情况下,患者需要继续每天配戴矫治器(即晚上配戴)12 小时,然后隔夜配戴,直到切牙萌出足以建立良好的覆𬌗。但如果 2~3 个月后仍改善不良或根本没有改善,即使已改为隔夜配戴矫治器,也应立即停止配戴,并接受复发的可能性。

- 如果后牙反𬌗已纠正,需要评估后牙横向关系以防止上后牙再次腭侧倾斜。

- 当上下牙齿已经分离,需检查上下后牙前后向位置关系以防止上后牙再次近中倾斜。

上述最后两种情况中,如果牙尖交错不佳,则需要继续配戴矫治器(至少间断配戴),直到牙齿萌出形成更好的咬合。

为切牙萌出开辟间隙

如果切牙已经远中移动到允许阻生牙的萌出,则需继续配戴矫治器直至牙齿萌出,此

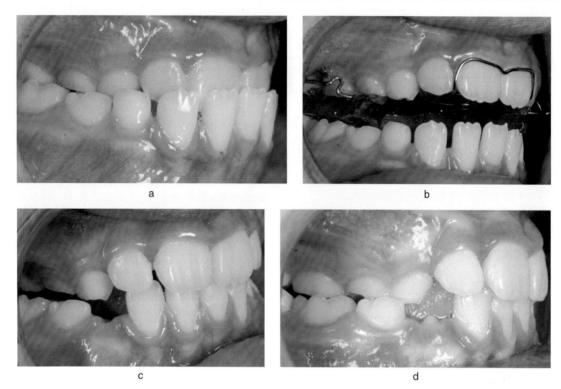

图 5.9　后牙𬌗垫的效果以及去除后牙𬌗垫后的效果。治疗前咬合 (a)。后牙𬌗垫分离上下牙列以确保上切牙唇倾 (b)。前牙一旦建立覆𬌗覆盖，矫治器去除后可见侧方明显开𬌗 (c)。因此，配戴矫治器时，有必要磨除后牙𬌗垫以建立咬合关系。取出矫治器后的最终咬合 (d)。

时不需加力，即成为间隙维持器。在这种情况下，一旦间隙足够牙齿的萌出，那么腭侧推簧便不需要再加力。一旦牙齿萌出到能够自我维持间隙，即可不再配戴矫治器 (图 5.10)

标准活动矫治器的禁忌证

　　活动矫治器作为一种干预手段纠正上述类型的错𬌗畸形非常有效。然而，如上文所

述，对每个案例进行准确评估和诊断必不可少，某些患者可以使用活动矫治器治疗，但并不适合使用上颌活动矫治器。这些患者应分隔开来，请求专业正畸医生治疗或调整。这种错𬌗类型以及不能采用活动矫治器治疗的原因将在下一节详述。

前牙轻度反𬌗

　　如果评估准确，上颌活动矫治器能够直

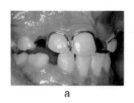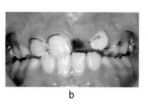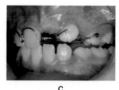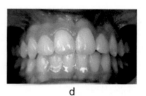

图 5.10　配戴上颌活动矫治器开辟左上中切牙间隙；右上尖牙 (URC) 和左上尖牙 (ULC) 已经拔除，以利于左上侧切牙后移维持中线 (a~c)。一旦牙齿萌出间隙足够，矫治器就作为间隙维持器直至牙齿萌出。最终结果如 (d) 所示。

接解决前牙的轻度反𬌗，特别是下颌能够回退至切对切时。结束时，若前牙覆𬌗适当，如上前牙足够前移并维持于下前牙唇侧，则效果会很稳定。

虽然在牙齿移动之前不可能准确预测治疗后前牙覆𬌗的程度，但治疗前的覆𬌗程度会提供很好的参考，此外，应记住在治疗过程中，由于上切牙的唇倾，前牙覆𬌗会变浅。因此，如果治疗前覆𬌗很浅，则治疗结束后前牙可能呈轻度开𬌗。结束时，如果前牙覆𬌗很浅甚至开𬌗，则上切牙可能会复发，即一旦停止配戴矫治器，上前牙将会以最快的速度回到初始位置(图 5.11)。

显然，如果配戴活动矫治器引起的牙齿移动完全复发，则矫治器对患者没有任何益处。而且，该患者还需承担正畸治疗的潜在风险，如牙根矿化和牙根吸收，其不利之处远远超过有益之处。因此，不应该用活动矫治器治疗这一情况。

间歇性配戴活动矫治器一段时间后，上切牙唇倾，但仍未能重建覆𬌗的患者应停止配戴活动矫治器。对于年轻患者，利用矫治器人为地保持上前牙位置是不恰当的。除了关系到口腔健康问题，即使尝试采用活动矫治器治疗，不管是否配戴保持器，矫治效果都不可能十分完美。

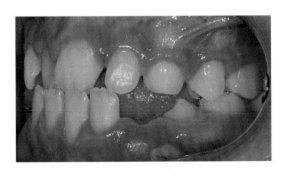

图 5.11 该患者左上中切牙覆𬌗很浅，不是一个纠正咬合的理想病例。如果要纠正，则需告知患者及其监护人存在复发的可能性，此外，患者口腔卫生较差，所以不适合纠正。

在这种情况下，应该向父母/监护人解释，这一治疗(患者依从性良好且医生做了适当的调整) 失败的最可能原因是诊断失误或治疗期望过高。其他可能性包括不利的生长，但较为罕见，因为上颌活动矫治器治疗只需 3~6 个月，在这段时间内，生长发育的影响将相对较小。

前牙反𬌗伴上切牙唇倾和(或)下切牙舌倾

简单来说，牙齿位于"中性区"，即唇/颊肌和舌肌作用力平衡处。这种软组织封闭通常对牙齿的倾斜度和位置具有很大的影响，即使骨性不调，治疗的整体效果(如果成功)就是让所有的牙齿都位于中性区。在错𬌗畸形中，通过软组织定位牙齿往往源于骨性不调，被称为软组织代偿。

在Ⅲ类病例，软组织代偿的结果是上切牙前倾，下切牙舌倾或两者皆有。因此，牙齿的位置可能会掩盖严重骨性不调(图 5.12)。

重要的是，当诊治前牙反𬌗时，必须充分考虑软组织代偿骨骼不调的程度。初诊时，不认真或没有经验的医师可能会认为这类错𬌗畸形能够采用上颌活动矫治器纠正，如第 3 章所述。通常可以临床评估上前牙的倾斜度，然而，在明显骨性不调的错𬌗患者，最合适的方法是分析头颅侧位片。因此，需要专业医生的介入。

如果上切牙已经前倾和(或)下切牙已经舌倾，那么骨性不调者存在很小代偿范围。这是因为牙齿倾斜度不正确，咬合力不能沿牙长轴传递至骨组织。这被称为非轴向载荷，每次上下牙列咬合时会导致牙齿唇舌向运动，反过来导致牙槽骨吸收。这些所谓的"颤动"力可能会损坏牙根(造成牙根吸收)和牙周组织(尤其是存在菌斑时)，此外也可能不美观。

严重的骨性Ⅲ类

对于患有严重Ⅲ类骨性不调的患者而

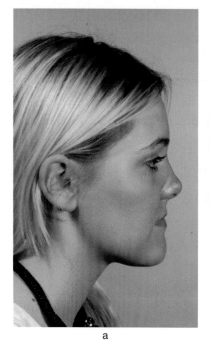
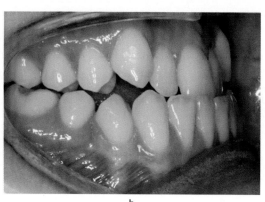

图5.12　骨性Ⅲ类但软组织代偿较好的患者(a)：牙齿代偿Ⅲ类，导致上切牙唇倾，下切牙舌倾(b)。

言，使用活动矫治器进行矫治，只能通过过度唇倾上颌切牙才有可能达到良好覆盖。正如之前章节所讨论，这样的处理会对牙齿的支持组织造成损伤，治疗后的面型也不易于患者接受，这都需要我们尽可能避免。

此外，在替牙期即显现的重度Ⅲ类骨性不调，相较于青春期生长迸发阶段后才显现者而言，其在生长高峰期时骨性不调的程度会进一步加重，这是因为在青春期阶段下颌的生长量及生长时间较上颌均更多、更长(图5.13)。

上中切牙直立的安氏Ⅱ类1分类错𬌗畸形

在安氏Ⅱ类的病例中，由于软组织代偿，往往会使上颌切牙直立/舌倾，下颌切牙唇倾。即使如此，软组织代偿也不能完全掩盖覆盖的增加(图5.14)。

尽管掩饰治疗在这类患者中是可行的，即在骨性Ⅱ类的基础上形成安氏Ⅰ类咬合关系，但最终要达到美观的效果要求牙齿进行转矩运动，而这只能在固定矫治器上才能得以实现。若使用活动矫治器，往往会使上颌切牙舌倾，随之覆𬌗加深，牙龈暴露量增加，最终的治疗效果将不符合美学标准，同时存在潜在的牙龈创伤，其程度视覆𬌗加深的情况而定。

严重的骨性Ⅱ类

在过去，即使是重度Ⅱ类骨性不调的错𬌗畸形病例，也通过配戴活动矫治器使上颌切牙后倾，联合拔除上颌第一前磨牙进行治疗(图5.15)。

这种治疗方式存在以下两个问题：

• 由于覆盖持续增大（即使上颌切牙舌倾），切牙间间距增加，牙龈暴露量快速加重，最终的治疗结果是不美观的。

• 由于活动矫治器对牙齿运动方式的制约，对于严重Ⅱ类骨性不调的病例而言，其仅依靠牙齿的倾斜移动来达到正常覆盖的目的

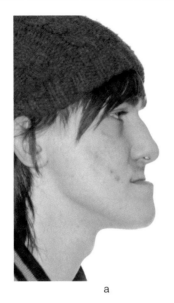
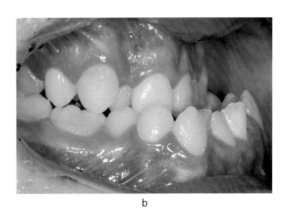

图 5.13　此患者患有重度Ⅲ类骨性不调,伴有明显的牙和牙槽骨代偿,在下颌表现尤为显著。任何使用活动矫治器改善Ⅲ类骨性不调的切牙关系的措施都将导致上颌切牙的过度唇倾,且其稳定性极差,治疗后的面型不仅不够美观,同时会给牙齿带来损伤。

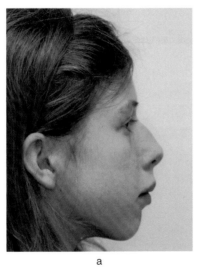
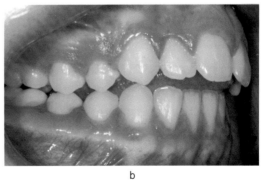

图 5.14　患者有中度Ⅱ类骨性不调,上颌切牙较为直立,对此类病例,活动矫治器是不适合的,因其会导致上颌前牙舌倾,致使面型不够美观(a,b),此外其治疗结果稳定性差,容易复发,上颌切牙极易再次唇倾,导致已关闭的拔牙间隙重新开放(此病例的覆𬌗有所改善,因此造成咬合损伤的可能性较低)。

是不太可行的。同时,在治疗的最后阶段,上颌切牙并不会受到来自下唇的约束,由此,一旦去除保持器,上颌切牙会再次唇倾。随之而来的结果是下唇反而会促进上颌切牙的唇

倾,使覆盖加深,复发至上颌第一前磨牙拔除时的状态,治疗效果甚至会较未治疗前更不美观,这不仅是由于深覆盖复发,还存在上唇段进一步增大的间隙。接受此种方式治疗的

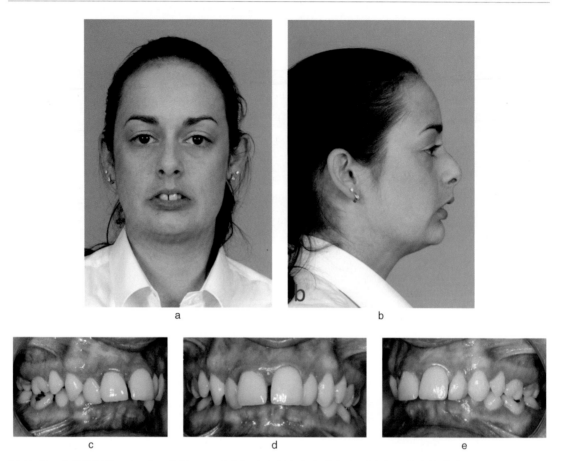

图 5.15　患者的面像(a,b)和口内像(c~e)如图,此患者之前为重度安氏Ⅱ类 1 分类错𬌗畸形,通过拔除上下颌第一前磨牙,经活动矫治器两个阶段的矫治。我们可以看到,双侧的咬合都已复发,导致目前患者的拔牙间隙复发以及上下颌前牙间的间隙,这也使患者大为苦恼。对此,患者接受了贴面处理来掩盖上切牙间间隙,但患者口内卫生情况不佳,出现牙龈炎。最终,由于下颌第一前磨牙的拔除以及下中切牙舌倾,致使覆𬌗进一步加深。

患者如果由现代专业正畸医生治疗常会要求其重新矫治,并通过固定矫治器、拔除其他牙和(或)正颌手术来达到良好的治疗效果。而采用此种治疗方式一般会持续 2~3 年,但对于部分病例而言,会选择一些折中的治疗或不治疗,例如在先前治疗过程中出现严重的牙根吸收和(或)产生其他牙科疾病(图 5.15和图 5.16)。

对于伴有重度Ⅱ类骨性不调的错𬌗畸形患者,我们建议其在青春期生长发育阶段前,参考专业正畸医师的意见(这对年龄居于 9~10 岁的女性儿童和 11~12 岁的男性儿童尤

为重要),尤其是在其他干预治疗之前。

治疗前远中向倾斜的颊向错位尖牙(图 5.17)

如第 2 章所述,活动矫治器只能实现牙齿的倾斜移动,随着牙齿的远中移动,牙齿会逐步向远中向倾斜。对于治疗前近中向倾斜的尖牙而言,这种运动是适宜的,相反,若其治疗前已远中向倾斜,那么最终的治疗效果会很不美观。

同样,牙长轴的倾角是我们判断牙根位置的有力依据,对于近中向倾斜的颊向错位

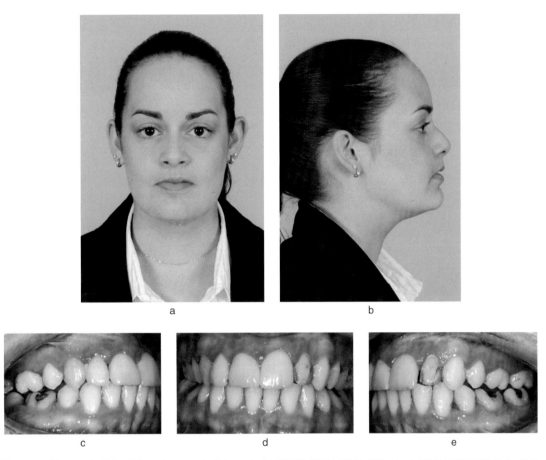

图 5.16　图 5.15 患者的面像(a,b)和口内像(c~e),上下颌采用固定矫治器矫治,上颌双侧行正颌手术,图片为固定矫治器术后,口内卫生健康状况需进一步改善,上颌左侧侧切牙贴面需要进行更换,上颌切牙由于受到下唇的限制,使改善后的覆盖趋于稳定。

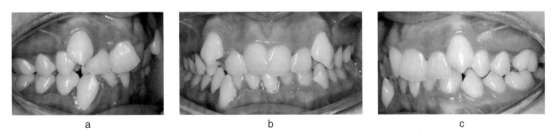

图 5.17　伴有重度拥挤的安氏 I 类错𬌗畸形患者的口内像,上颌尖牙近中向倾斜并伴颊向移位(a~c)。对于这一病例,由于上颌尖牙成一定角度,因此不适合使用活动矫治器进行拔除上颌第一前磨牙的矫治,使用上颌活动矫治器矫治只会进一步加重畸形。

尖牙,其根尖居于牙冠的远中向,因此,使其牙冠远中向倾斜移动将有助于提高尖牙对抗咬合压力的耐受能力,同时也会使其牙根与邻牙的牙根平行一致,从而达到更为稳定的状态。

若尖牙为远中向倾斜,那么其根尖会居

于牙冠的近中方向，若尖牙进一步远中向倾斜移动，不仅会影响美观，使牙齿位置处于不稳定的状态，也不利于尖牙承受咬合压力，从而对其产生损伤。

对于已经远中向倾斜、需要内收的尖牙而言，牙根若在骨内有效移动是颇有益处的，而这必须通过固定矫治器才能得以实现。

拥挤病例

在中/重度拥挤的病例中，我们常通过拔除恒牙提供间隙来排齐牙齿。

一旦恒牙拔除，通过牙齿的整体移动来关闭两侧的拔牙间隙是必不可少的步骤，这是由于在关闭拔牙间隙的过程中，必须保持牙列中每颗牙的牙根与邻牙相互平行，这一过程会持续至治疗结束。

活动矫治器只能通过倾斜移动牙齿来占据拔牙间隙，治疗结束阶段，即使拔牙间隙已经关闭，已倾斜的牙齿会再次直立，使拔牙间隙重新开放，或者一定程度缩小，但不会完全关闭拔牙间隙。

由于牙齿的整体移动需要固定矫治器才能得以完成，因此，对于正畸医生而言，学习固定矫治器的使用非常重要（图5.18）。

倾斜移动难以矫治的牙列不齐

可以明确地说，绝大多数错𬌗畸形若仅通过活动矫治器矫治将无法达到理想的治疗目标。这是因为矫治的最终目标要求达到美观、稳定、具有功能的治疗结果，而这需要牙的多种移动方式才能实现（图5.19）。

牙列中牙根/牙冠的旋转运动、整体运动、转矩运动均需要通过力偶及弓丝在托槽沟内角度改变所达到的三维方向上的控制来得以实现。

临床参考时机

所有口腔维护专业人士都有责任为患者治疗，无论你的具体角色或工作内容是什么，你都应该对牙齿的萌出时间、乳牙和恒牙萌出顺序以及咬合建立的各个重要阶

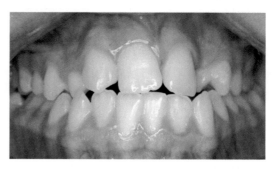

图5.19　伴有上颌双侧侧切牙缺失的错𬌗畸形，其上颌尖牙腭向移位，导致上颌中线向左侧明显移动，上下颌切牙关系为切对切关系，通过牙的整体移动可以排齐整平牙列，通过转矩移动可以使上颌左侧尖牙从腭侧位移动至牙列中的正常位置，而这些治疗目标均必须依靠固定矫治器才能实现。

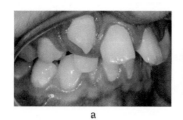
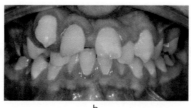
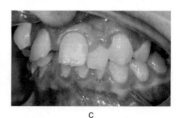

| a | b | c |

图5.18　安氏Ⅱ类1分类错𬌗畸形患者的口内像，在上颌右侧侧切牙及尖牙区有重度拥挤表现，上颌中线右移，上颌右侧尖牙近中向扭转，对此病例，需要牙齿的整体移动排齐牙列，纠正牙根的位置以及右偏的上颌中线。因此，选用固定矫治器比较合适。

段有细致的了解,否则,你将忽视在牙齿萌出和咬合建立阶段中所出现的问题。其重要性在于,如果医护人员的临床诊断延迟于患者的病情,本可以在病情较轻时用相对简单的方法治疗的病例,却因此需要用更为复杂的治疗方法纠正。患者家属对于临床医生的投诉率不断增长,均是由于医护人员对于患者牙齿萌出时间和咬合建立情况的误诊。因此,对于所有正畸医护人员而言,本科口腔正畸学教材中细节知识的熟练把控尤为重要。

患者牙齿的理想萌出时间及萌出参考标志选择的部分理由如下:

- 如果某颗牙在同一牙列中的对称牙开始萌出后的 6 个月内仍未萌出,或牙的萌出顺序发生改变或不对称萌出,此时通过放射影像学甄别牙齿未萌现象的病理性原因很有必要。如果放射学检查显示有病理改变、多生牙或牙齿错位萌出,此时需要转诊至专业正畸医生。

- 对于儿童,在 10 岁左右即可在其上颌颊沟对应牙龈区触及上颌恒尖牙的冠部轮廓,如果不能触及上颌恒尖牙,而乳牙无明显松动,这时可通过放射影像学的平行投照技术进行观察,以辅助判断上颌恒尖牙是否异位。大约有 2%的患者上颌恒尖牙会发生异位情况。也就是说,在每位医生所接诊的患者中,大约每 50 个人就有 1 人会出现此种情况。

- 对于重度安氏 Ⅱ 类 1 分类错𬌗畸形的患者而言,在青春生长发育期阶段使用功能性矫治器(见第 10 章)是颇有益处的。当然,功能性矫治器在儿童中的适用年龄是有差异的,就平均年龄而言,女性儿童会较男性早约 2 年,因此,伴有安氏 Ⅱ 类 1 分类错𬌗畸形的女性儿童应在临近 10 岁时开始使用功能性矫治器,以免错过发育高峰期,而男性儿童则应在 12~13 岁开始此步骤。但对于所有患有严重安氏 Ⅱ 类 1 分类错𬌗畸形的儿童而言,由于其上颌切牙过度唇倾增加了损伤的可能,均需要配戴护齿以保护过度前突的上颌切牙。

- 极少情况下,因上颌发育不足而发生的安氏 Ⅲ 类错𬌗畸形一般会在 8 岁左右进行相应治疗,但治疗效果难以得到保障。此外,对于安氏 Ⅲ 类错𬌗畸形患者而言,其常常伴有下颌骨前突,同时,只有其下颌生长趋于停止(女孩 15~16 岁停止,男孩 17~18 岁停止),才会对其进行彻底的错𬌗纠正治疗。这是由于在青春生长期阶段,安氏 Ⅲ 类错𬌗畸形患者的错𬌗程度会进一步加剧,最终的治疗方式也会有相应的改变,而具体的治疗方法视下颌在青春生长期的总的生长量来评估。

当然,上述所说的早期功能性矫治并非对所有患者均有效,但值得强调的是,一些用于早期矫治的活动矫治器具有一定的治疗作用。

向正畸专科医生寻求参考

一旦患者认为需要得到建议,同时要求这个建议必须将病情诊断纳入考虑之中,或者认为此种错𬌗畸形类型需要正畸专科医生治疗,例如,在使用固定矫治器时,这时患者便需要考虑咨询一位合格的临床医生,医生可给予中肯的建议和适当的治疗。在英国,当然,对于世界各地也是一样,意见参考受到正畸治疗需求指数(IOTN)的标准的影响,所以,这也必须纳入到考虑之中。

应确保所选择咨询的健康治疗专业人员拥有合格的知识储备和诊疗技术,并能为患者提供所需的治疗服务。相反,若所选咨询的人员无法达到上述要求,患者将会因为被误诊或误治而更为痛苦,而医生也会因未履行自身责任而被患者投诉。

正如第 2 章所述,所有患者都应接受适合的治疗。应为患者提供合理的饮食建议,以使患者在向正畸专业医师咨询前保持良好的口腔卫生。所有矫治器，尤其是固定矫治器，如果用于不太适合的口腔环境中便会使卫生情况较差的口腔环境进一步恶化（图5.20）。

参考意见信中应包含的信息

一封参考信若名为"请检查和治疗"是不太恰当的，或许在被接受以前会返还到你手中，要求你给出更多的信息。一名正畸科医生会考虑很多信息而做出一个全面的判断，参考方面如下：

- 寻求参考的迫切性。
- 接受正畸治疗的患者的适应性。
- 对于特定的正畸医生或正畸实践活动（基于正畸治疗需求指数），所治疗的错𬌗畸形是否合适。

因此，任何寻求参考的信函都应包括以下信息：

- 患者的姓名、地址、邮编、年龄、出生日期以及完整、准确的联系信息。
- 寻求参考的理由和患者的具体主诉。

- 患者病史。
- 他/她成为你的患者有多长时间以及他/她是否有按要求接受日常复诊。
- 口腔卫生保健的参考标准；是否为患者提供了口腔卫生保健的工具或饮食建议，患者是否遵循。
- 先前的牙科处理具体内容，包括保留牙或拔除牙，患者对这些处理方法的承受度，此前的牙科治疗史需详细汇报。
- 面部或牙的损伤史。
- 任何相关的社会史。
- 正畸治疗的动机，或是家庭成员接受过正畸治疗以及所接受的正畸治疗来源。
- 对于错𬌗畸形的确切概要大致包括以下几个方面：
  - 骨性类型及相关软组织类型。
  - 咬合生长发育阶段。
  - 现有牙/缺失牙。
  - 牙列拥挤/牙列间隙。
  - 切牙/磨牙关系。
  - 覆𬌗/覆盖的评估。
  - 下颌移位的程度。

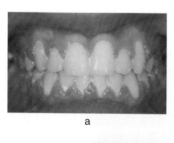 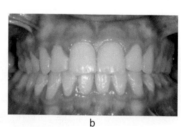 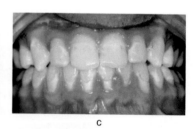

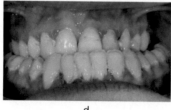 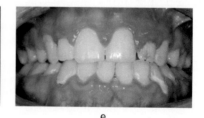

图5.20 （a~c）显示患者在固定矫治治疗过程中未严格遵从医嘱，口内卫生健康以及饮食控制情况较差，在上颌切牙、下颌尖牙及第一前磨牙牙体的颈部可以观察到明显的釉质脱矿现象，同样，其牙龈炎症较重，对于这种情况，一部分病例不得不在治疗过程中拆除固定矫治器，以免因固定矫治器的影响而进一步加重牙体及牙周损伤。

- 放射影像学(包括病理学)特征。
- 强调任何难以预估的牙。
- 正畸治疗需求指数。

任何目前/相关的放射影像学资料的复制和打印件都应囊括在参考信中，这也是所有研究模型所应该遵循的。

参考信示例

亲爱的 Wire 先生，

回复：Ann，出生日期 12/03/02
　　电话：01011 222333
　　1A 街，XX 镇
　　郡，AT1 2ZX

　　如果您可以安排时间在门诊对 Ann(重度安氏Ⅱ类 1 分类错𬌗畸形)进行临床检查，我会觉得非常荣幸也很感激。Ann 在学校常常因其前突的上切牙而被人戏弄，她自己为此也很抵触微笑。

　　Ann 是我的新接患者，多年来她和她的家人一直在积极寻求解决牙突的问题。Ann 的口内卫生情况良好，最近考虑到磨牙关系，对 Ann 的口内清洁进行了相应指导。Ann 在过去没有任何接受正畸治疗的经历，目前口内已经达到比较适合她自身的咬合状态。病史方面，她有轻度哮喘，发病时会使用沙丁胺醇吸入器缓解症状。Ann 和她母亲都很迫切希望得到正畸专科治疗，对正畸治疗所涉及的治疗内容也有所了解，因为 Ann 的哥哥就在您那接受过两年正畸治疗。

　　简言之，Ann 是一个 10 岁的小姑娘，是安氏Ⅱ类 1 分类错𬌗畸形，伴有骨性Ⅱ类关系，垂直高度比例不调，下唇长度不足，因此上下唇闭合不全。她口内牙列处于恒牙列的初期阶段，下颌牙弓的排列较好，而上颌牙弓整体偏唇向，因此有散在间隙。在𬌗面，其覆盖过大，达 12mm，覆𬌗增大，下颌前牙切缘咬至上腭部。双侧磨牙关系为完全远中关系，无反𬌗或下颌骨错位，目前未进行放射影像学检查，因此无相关影像学诊断。

　　从 Ann 的母亲那里得知，在过去一年中 Ann 成长速度较快，因此，非常希望您可以对 Ann 进行临床检查，以判断她是否需要功能性矫治器来纠正错𬌗畸形，以免错过最佳治疗时间。

　　非常感谢您能参与对 Ann 的错𬌗畸形矫治治疗！

真挚感谢！

(戴红卫　周建萍　张赫　译)

第 6 章
自我测试

本章将会展示数个临床病例，请读者判断上颌活动矫治器治疗是否有效，若有效，请设计合适的矫治器。答案和适当的参考设计图将会在本章末尾处给出。在某些病例中，可能存在不止一种可行的设计方案。如果该病例不适合 URA 治疗方式，在本章中也将逐一讲解。

学习成果

阅读本章后，你应该了解：

- 何时适合应用 URA 治疗。
- 何时不适合应用 URA 治疗。
- 应如何在技工室设计单上绘制和描述 URA。

注意，在这些病例中，只有当患者已接受全面的临床检查和所有需要的检查记录后才可提出治疗建议。当然，这些检查应包括必要的、适当的放射检查和研究模型分析。因此，以下病例仅用于讨论关于哪些是适用 URA 的病例以及哪些为 URA 非适用病例和(或)应寻求专家意见。

同时注意，在所有随访的混合牙列期患者中，上颌尖牙未及时萌出者常会有唇侧异位萌出。

问题

病例 1(图 6.1)

患者,女,11 岁,自觉无明显不适,患者家属诉右侧上颌中切牙反𬌗并伴有右侧下颌中切牙唇倾。当患者咬合时,切牙区的确存在前向错位并伴有切牙反𬌗。患者全身情况良好。

请对该患者进行正畸检查并回答下述问题:

1. 你认为是否能通过 URA 矫正来改善患者右侧上颌中切牙的反𬌗情况?

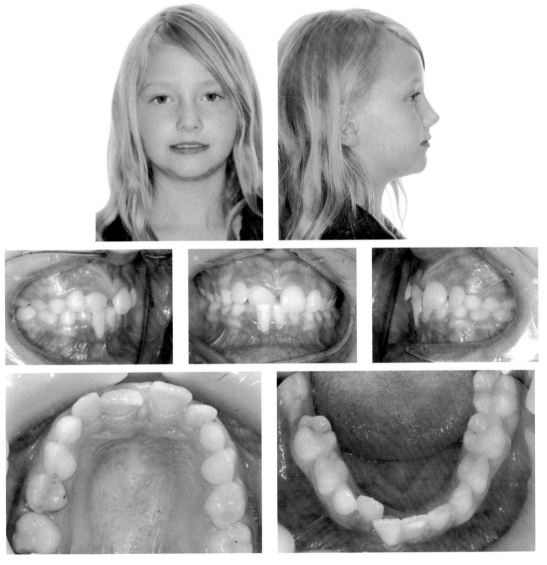

图 6.1　病例 1 的面像和口内像。

病例 2(图 6.2)

患者,男,11 岁,自觉前牙突出,未进行过正畸治疗,全身情况良好。

请对该患者进行正畸检查并回答下述问题：

1. 你认为患者适合通过拔除上颌第一前磨牙并应用 URA 来矫正错𬌗畸形吗?如果适合,请设计合适的矫治器。

2. 在治疗结束后,你需要应用何种装置来维持治疗效果稳定?

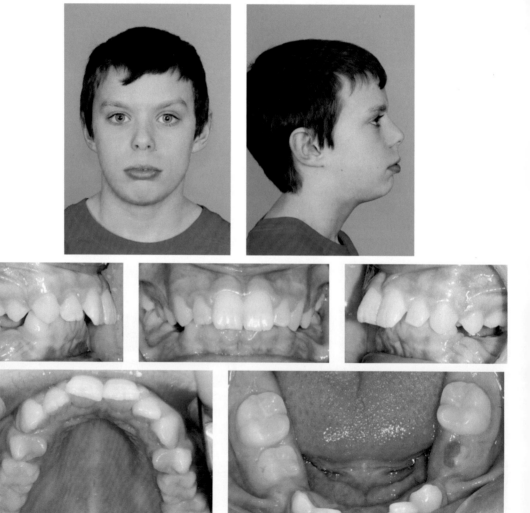

图 6.2　病例 2 的面像和口内像。

病例 3(图 6.3)

患者,男,12 岁,要求调整咬合,下颌前伸,可退至切对切,患者全身情况良好。

请对该患者进行正畸检查并回答下述问题:

1. 你认为患者是否适合应用 URA 矫治前牙反𬌗？如果适合,请设计该矫治器。

2. 你认为患者是否适合应用 URA 矫治左侧上颌第一磨牙反𬌗？如果适合,请设计该矫治器。

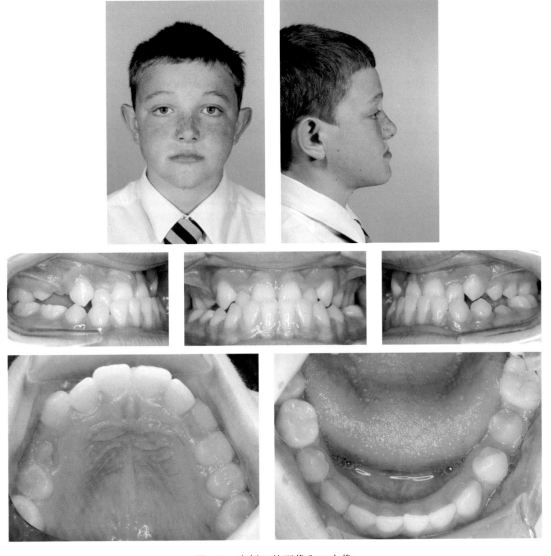

图 6.3 病例 3 的面像和口内像。

病例4(图 6.4)

患者，女，13 岁，主诉牙歪斜，患者全身情况良好。

请对该患者进行正畸检查并回答下述问题：

1. 你认为是否能通过 URA 矫正患者反𬌗的右侧上颌尖牙？

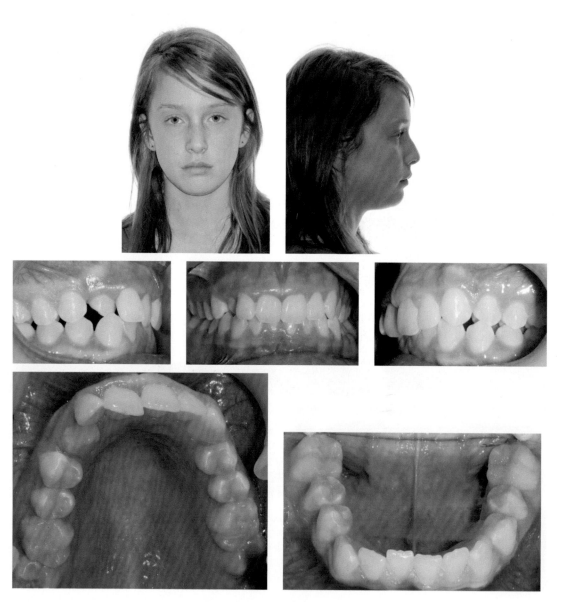

图 6.4　病例 4 的面像和口内像。

病例 5(图 6.5)

患者,女,9 岁,无明显自觉症状。患者家属诉患者右侧上颌侧切牙反𬌗。当患者咬合时,切牙区的确存在牙齿异位并有切牙反𬌗。患者全身情况良好。

请对该患者进行正畸检查并回答下述问题:

1. 你认为是否能通过 URA 矫正患者反𬌗的右侧上颌侧切牙?

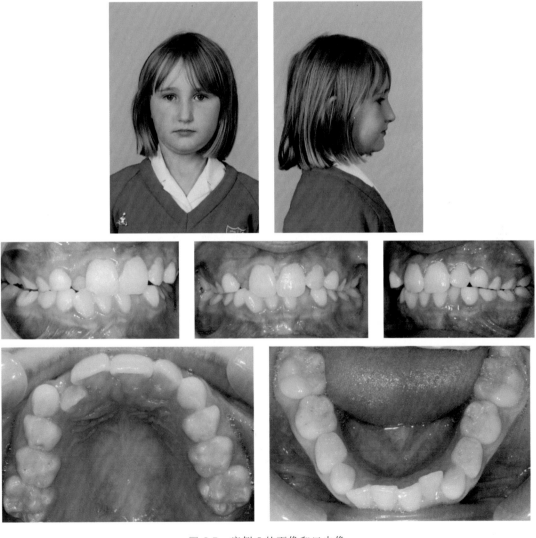

图 6.5　病例 5 的面像和口内像。

病例 6(图 6.6)

患者,女,24 岁,要求改善前牙外观。曾接受过一些正畸干预,包括拔除右侧上颌第一前磨牙及双侧下颌第一前磨牙,但未进行矫治器治疗。患者全身情况良好。

请对该患者进行正畸检查并回答下述问题:

1. 你认为在拔除左侧上颌第一前磨牙后是否能通过 URA 减小覆盖?如果能,请设计该矫治器。

2. 你认为在拔除左侧上颌第一前磨牙后是否能通过 URA 矫正上颌中线?如果能,请设计该矫治器。

3. 你认为 URA 还能被用来治疗其他哪些方面的错𬌗畸形?请设计该矫治器。

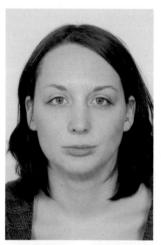
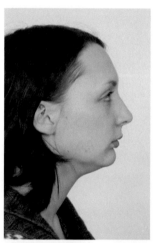
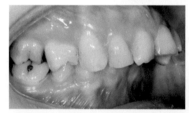
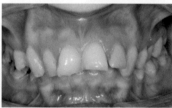
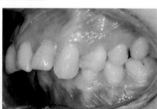
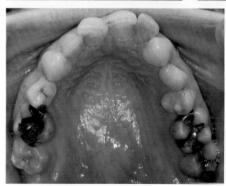
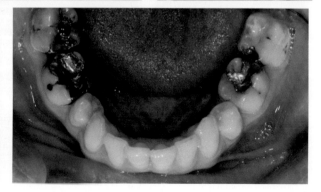

图 6.6　病例 6 的面像和口内像。

病例 7(图 6.7)

患者,男,8 岁,牙医建议治疗后牙锁𬌗。患者无明显自觉症状,全身情况良好。患者下颌左侧反𬌗超过左侧上颌乳尖牙 2mm。

请对该患者进行正畸检查并回答下述问题:

1. 你认为患者是否适合运用 URA 矫正后牙锁𬌗和(或)左侧上颌侧切牙位置? 如果适合,请设计该矫治器。

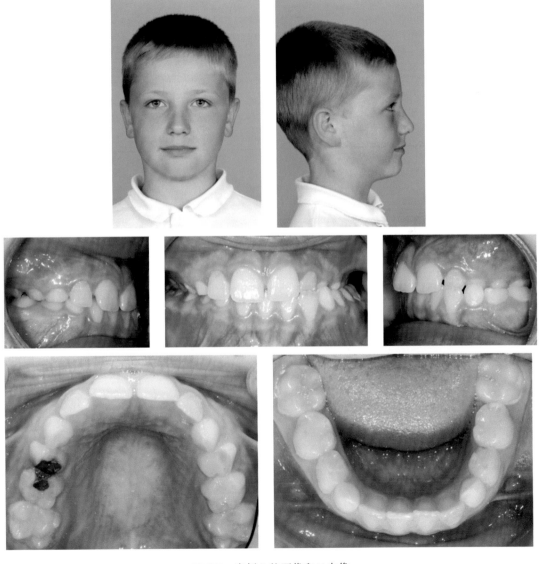

图 6.7 病例 7 的面像和口内像。

病例 8(图 6.8)

患者,男,8 岁,自觉无明显不适。家属发现牙齿偏斜且咬合不正,当患者咬合时,切牙区的确存在错位并有切牙反殆。患者全身情况良好。

请对该患者进行正畸检查并回答下述问题:

1. 你认为该患者适合使用 URA 将右侧上颌中切牙和侧切牙推出以恢复正常覆殆吗?

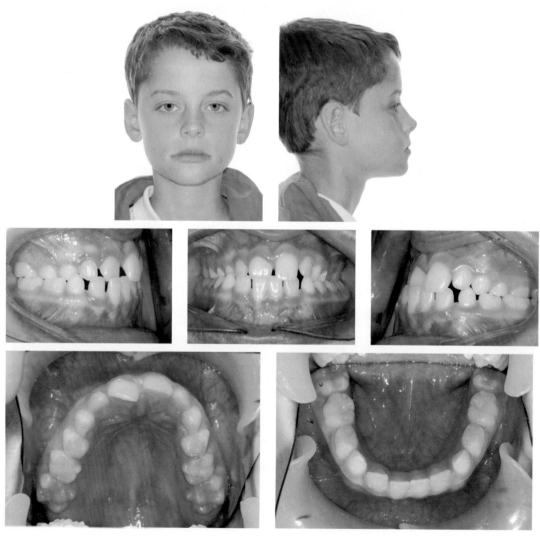

图 6.8　病例 8 的面像和口内像。

病例 9(图 6.9)

患者,女,9 岁,曾拔除阻碍右侧上颌中切牙萌出的一枚多生牙,但右侧上颌中切牙近 6 个月并未发现进一步萌出的迹象,患者担心右侧上颌中切牙是否能正常萌出。患者全身情况良好。

请对该患者进行正畸检查并回答下述问题:

1. 使用 URA 能否将右侧上颌中切牙矫正到一个相对正常的位置?如果能,请设计这样的 URA。

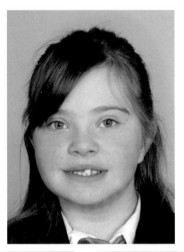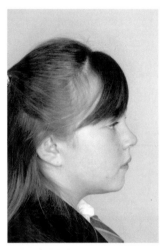
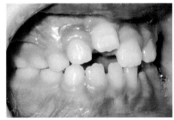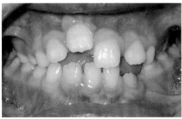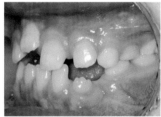
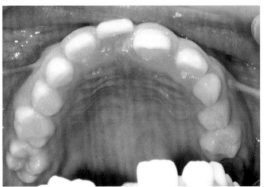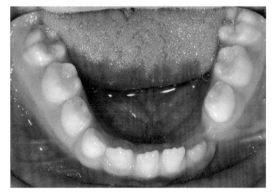

图 6.9　病例 9 的面像和口内像。

病例 10(图 6.10)

患者,女,8 岁,对自己的上前牙很不满意,患者全身情况良好。

请对该患者进行正畸检查并回答下述问题:

1. 请问该患者错𬌗畸形的病因是什么?你认为她的错𬌗畸形适合使用 URA 治疗吗?

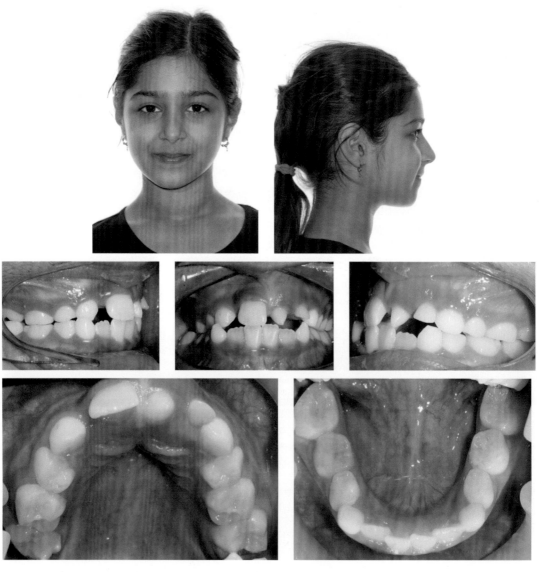

图 6.10　病例 10 的面像和口内像。

病例 11(图 6.11)

患者,女,13 岁,自诉牙列不齐。患者全身情况良好,咬合时无偏斜。

请对该患者进行正畸检查并回答下述问题:

1. 你认为该患者适合使用 URA 来维持拔除双侧第一前磨牙后的间隙,以便使恒尖牙回到正常牙列位置中吗?如果适合,请设计该矫治器。

2. 你认为在拔除双侧上颌第一前磨牙后能否利用 URA 排齐颊向错位的尖牙?如果能,请设计该矫治器。

3. 你认为该患者是否适合使用 URA 纠正上颌侧切牙反𬌗?如果适合,请设计该矫治器。

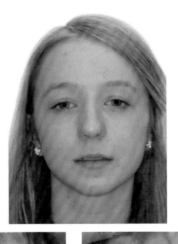
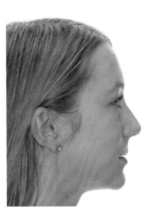
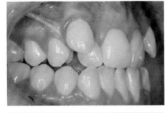
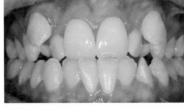
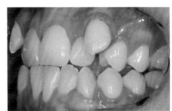
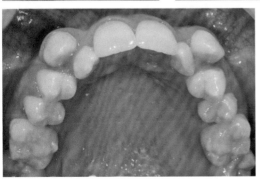
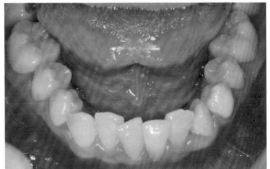

图 6.11 病例 11 的面像和口内像。

病例 12(图 6.12)

患者,女,8 岁,牙医转诊要求矫正,该患者的右侧上颌中切牙尽管可以明显看到它在唇侧高位的位置,但尚未萌出。患者全身情况良好。

请对该患者进行正畸检查并回答下述问题:

1. 你能使用 URA 重新扩展出右侧上颌中切牙的萌出间隙吗?如果能,请设计该矫治器。

2. 在你使用任何矫治器之前,你会主张拔牙吗?

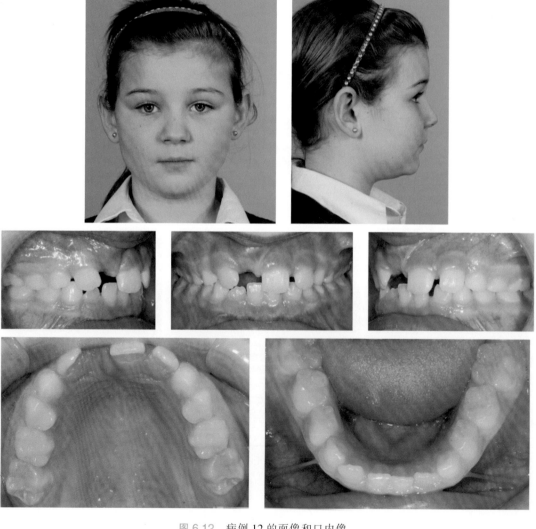

图 6.12　病例 12 的面像和口内像。

病例 13(图 6.13)

患者,男,11 岁,要求调整咬合,曾接受过 URA 的治疗。患者下颌无偏斜,并且清楚在开展任何正畸治疗之前,提高口腔清洁度很重要。

请对该患者进行正畸检查并回答下述问题:

1. 假设该患者的口腔卫生状况已经达标,你会使用 URA 来维持拔除上颌第一前磨牙后为上颌恒尖牙预留的空间吗?如果会,请设计该矫治器。

2. URA 可以用来调整上颌中线吗?如果可以,请设计该矫治器。

3. URA 可以用来纠正前牙反𬌗吗?如果可以,请设计该矫治器。

4. URA 可以用来纠正后牙反𬌗吗?如果可以,请设计该矫治器。

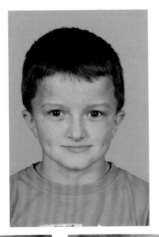
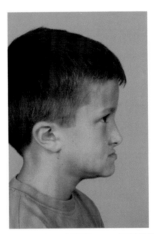
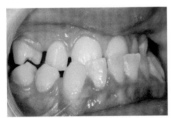
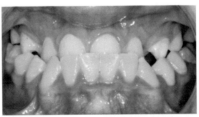
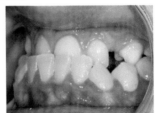
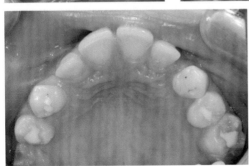
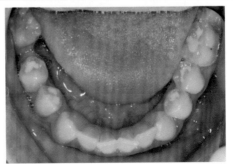

图 6.13　病例 13 的面像和口内像。

病例14(图 6.14)

患者,男,8 岁,主诉为你看不见他的上门牙。该患者存在切牙异位,咬合时伴有前牙反𬌗。患者全身情况良好。

请对该患者进行正畸检查并回答下述问题：

1. 该患者错𬌗畸形的病因是什么？你认为该患者的错𬌗畸形适合使用 URA 吗？

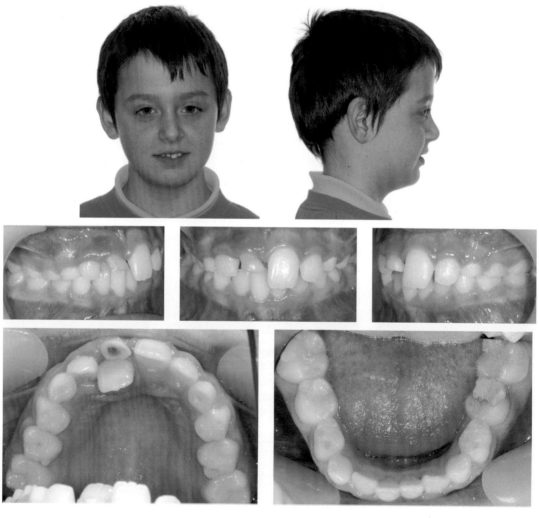

图 6.14   病例 14 的面像和口内像。

病例 15(图 6.15)

患者,女,12 岁,主诉为上颌前牙突出,患者全身情况良好。

请对该患者进行正畸检查并回答下述问题:

1. 该患者是否可以拔除上颌第一前磨牙后使用 URA 内收前牙然后减小覆盖? 如果可以,请设计该矫治器。

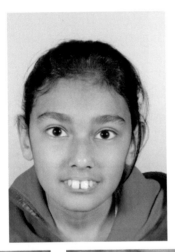
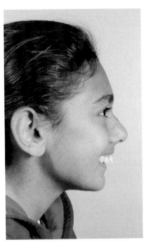

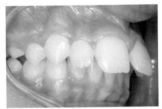
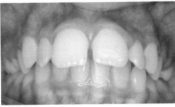
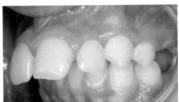

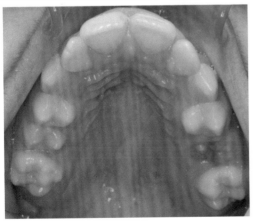
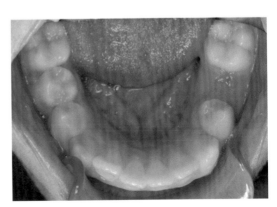

图 6.15 病例 15 的面像和口内像。

病例 16(图 6.16)

患者,女,11 岁,十分关注她前牙的美观,患者全身情况良好且下颌可以移动到前牙切对切的位置关系。

请对该患者进行正畸检查并回答下述问题:

1. 这个病例可以使用 URA 矫正上颌中切牙的位置吗? 如果可以,请设计该矫治器。

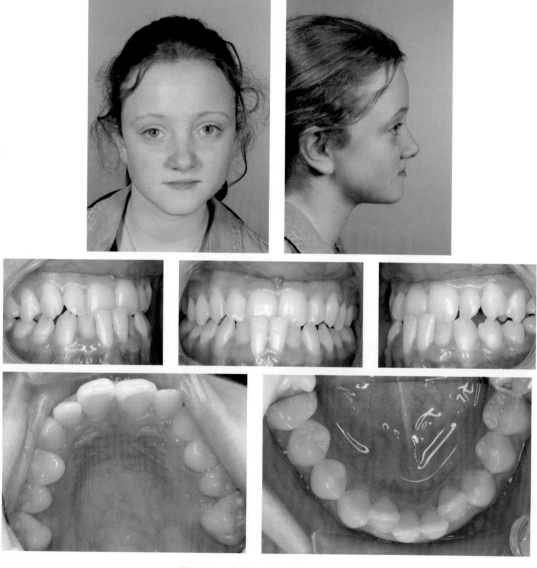

图 6.16   病例 16 的面像和口内像。

答案

在 URA 被用于阻断治疗的病例中，假定患者已改善口腔卫生，合理控制膳食，并且已治疗龋坏的牙齿。

矫治器的设计原理详见第 3 章，在此不再赘述，建议读者查看相关章节。

病例 1

病例评估

该患者为骨性Ⅰ类，直面型，无面部不对称，但嘴唇轻度松弛。

患者处于混合牙列期，下颌前牙有轻度牙龈炎，下颌右侧中切牙有部分牙龈退缩。部分乳牙有龋坏，下颌右侧第一恒磨牙先前已被拔除。

患者上下颌中切牙不整齐，上下颌侧切牙轻度旋转，但上下颌牙弓宽度协调。上颌右侧中切牙舌倾，下颌右侧中切牙唇倾，其余上下颌前牙唇倾度正常。

患者前牙覆𬌗覆盖基本正常，但上颌右侧中切牙为个别牙反𬌗，反覆盖 1mm，前后牙均有咬合接触；上牙列中线与面部中线一致，但下牙列中线稍右偏。

左侧磨牙关系为Ⅰ类（下颌右侧第一恒磨牙之前已被拔除）。上颌中切牙与下颌中切牙有轻微向前位移。

问题列表

- 下颌前牙区有轻微的牙龈炎和牙龈退缩。
- 龋坏。
- 家长担心上下颌右侧中切牙的反𬌗及移位。
- 下颌偏斜。
- 上颌左侧侧切牙旋转。
- 上颌右侧中切牙反𬌗。
- 下颌右侧中切牙唇向错位。

问题解答

1. 该病例适合使用活动矫治器推上颌右侧中切牙来解除反𬌗吗？

适合。

基本原理：患者具有有利的骨型。在闭合时下颌存在向前位移（患者可使上颌中切牙与下颌中切牙切对切接触），并且一旦上颌中切牙萌出无阻碍，则有利于加深覆𬌗，下颌中切牙与侧切牙能够自发排列整齐。切牙的倾斜是有利的，并且有移动切牙的空间。

注意在治疗开始之前，应告知患者和父母/监护人，当矫正牙齿移位时，前牙覆盖可能随着上颌右侧中切牙的排齐而增加。因此，下颌骨会后退，不会再前向错位移动而干扰上颌右侧中切牙。

矫治器设计

推荐的设计如图 6.17 所示。

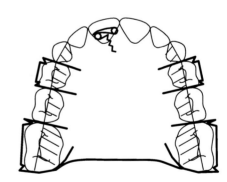

请制作一个内收上颌右侧中切牙的活动矫治器：
1. Z 形簧位于上颌右侧中切牙腭侧：0.5mm 不锈钢丝
2. 上颌双侧第一恒磨牙 Adams 卡环：0.7mm 不锈钢丝
3. 上颌双侧第一乳磨牙 Adams 卡环：0.6mm 不锈钢丝
4. 后牙𬌗垫覆盖自双侧上颌第一恒磨牙到同侧尖牙的 1/2 𬌗面

图 6.17　内收上颌右侧中切牙的活动矫治器技工室设计单（病例 1）。

病例 2

病例评估

　　该患者为严重的安氏Ⅱ类1分类错𬌗且伴有中度Ⅱ类骨性畸形，下面面高度和下颌平面角较大。下颌骨对称，嘴唇松弛，鼻唇角适中。

　　口内情况：该患者处于双侧上颌第二乳磨牙未脱落的混合牙列晚期。下颌前牙轻度拥挤，唇倾度适中，上颌前牙同样轻度拥挤，但是较唇倾。

　　咬合情况：覆盖较大（10mm），覆𬌗较深，下颌切牙完全咬到了上颌前牙腭侧牙龈。

　　双侧磨牙为完全远中关系，双侧尖牙也为完全远中关系。上颌牙列中线与面中线一致，下颌中线右偏1mm，没有反𬌗或牙齿移位。

问题列表

- 患者主诉：上牙前突。
- 中度骨性Ⅱ类。
- 上嘴唇松弛，下颌嘴唇下翻。
- 下颌前牙轻度拥挤。
- 上颌前牙唇倾。
- 深覆盖。
- 严重深覆𬌗。
- 安氏Ⅱ类磨牙关系。

问题解答

　　1.该病例适合用上颌活动矫治器矫治，并拔除上颌第一前磨牙吗？

　　不适合。

　　基本原理：患者为中度的骨性Ⅱ类，下颌骨后缩，因此，安氏Ⅱ类1分类的切牙关系不是由于上颌切牙前突引起的，而是由于下颌后缩造成的。由于神经肌肉等原因引起下颌后缩，下嘴唇在静止时松弛无力下翻。鼻唇角是适中的，进一步说明上颌骨和上前牙位

于正确位置。

　　由于上颌活动矫治器仅能够倾斜移动牙齿，拔除上颌第一前磨牙后，内收上颌尖牙将会使其严重远中倾斜。因为上颌前牙已经位于正常位置，拔除前磨牙后，上颌前牙将整体移动一个前磨牙距离（7mm）。远中倾斜的尖牙不美观，且这种倾斜程度的牙齿很容易复发，这将导致拔牙间隙的复发和前牙覆盖的增加。

　　虽然上切牙在治疗前是唇倾的，但前牙正常覆盖的建立需要上切牙与下唇正常接触（在下唇控制之下）才会稳定。在拔除上颌前磨牙后，使用URA将上颌前牙内收、减少前牙覆盖会过度地使上切牙内倾，并且在治疗结束时会将Ⅱ类1分类错𬌗变为Ⅱ类2分类错𬌗。如此内倾的上切牙可能导致上唇塌陷，使鼻子更加突出，并造成从鼻子到下巴的后缩面型。

　　由于该患者上下唇闭合不佳，上颌切牙的位置将不能被下唇稳定。任何上颌切牙位置的复发将使下唇再次退回到上颌切牙后面，而上切牙将进一步唇倾，直到复发到治疗前的位置上。由于上颌已拔除两颗前磨牙，上颌切牙位置的复发将导致拔牙间隙的复发，有可能矫治后使该患者的错𬌗更为严重。

　　该患者有严重的错𬌗畸形，可以考虑功能矫治以及后续的固定矫治。

　　2.如果要保证矫治效果稳定，治疗需矫治到什么程度？

　　如上文所述，只有当该患者上下嘴唇闭合良好且上颌切牙在下唇的控制之下才能保证稳定。也就是说，下嘴唇要位于上颌切牙的前方。

病例 3

病例评估

　　该患者为骨性Ⅲ类错𬌗畸形，上颌发育不足，下颌轻度前突。均面型，面部对称。嘴唇

闭合正常,鼻唇角适中。

口内情况:患者处于混合牙列晚期,下颌右侧第二乳磨牙滞留,上颌右侧前磨牙部分萌出。下颌前牙排列整齐、略微舌倾;在下颌左侧第二前磨牙处少量替牙间隙。上颌前牙轻度拥挤、直立。患者前牙反覆盖 2mm,深覆𬌗,所有牙齿均有接触。

双侧磨牙关系为安氏Ⅰ类,双侧尖牙为 1/4 牙位的近中关系,上颌右侧切牙及下颌左侧切牙、前磨牙、第一恒磨牙均为反𬌗。上颌右侧第二前磨牙及第一恒磨牙有反𬌗趋势。上下颌中线协调,与面中线一致。下颌前牙从切对切退回到后退接触位有 2.5mm 的移位。

问题列表

- 父母主诉:前牙反𬌗问题。
- 骨性Ⅲ类。
- 下颌移位。
- 前牙和后牙反𬌗。

问题解答

1. 该病例能使用上颌活动矫治器矫正前牙反𬌗吗?能,使用上颌活动矫治器矫治前牙反𬌗是一种非常适合的阻断治疗措施。

基本原理:患者有明显的下颌后退接触位移位,这是明显的骨性Ⅲ类模式,上切牙并没有完全唇倾,而且患者存在深覆𬌗,因此,前牙反𬌗的矫正能取得稳定的治疗效果。使用上颌活动矫治器治疗可以很好地对患者目前的错𬌗进行干预,并且不影响后续可能的正畸治疗,但这将非常依赖于患者在青少年生长高峰时期的下颌生长量。应充分告知患者和父母/监护人未来下颌骨生长对治疗预后的影响。

矫治器设计

推荐的设计如图 6.18 所示。

2. 该病例能使用上颌活动矫治器来矫正后牙反𬌗吗?

在确定是否矫正后牙反𬌗之前,有必要

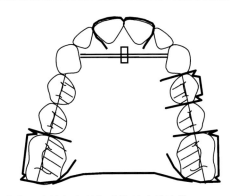

请制作一个唇倾上颌切牙的活动矫治器:
1. 螺旋扩弓簧如图所示
2. 上颌双侧第一恒磨牙、上颌左侧前磨牙 Adams 卡环:0.7mm 硬质不锈钢丝
3. 上颌中切牙 Southend 卡环:0.7mm 硬质不锈钢丝
4. 后牙𬌗垫覆盖后牙𬌗面 1/2
5. 基托分开,如图所示

图 6.18　唇倾上颌切牙的活动矫治器技工室设计单(病例 3)。

评估在后退接触位上的横向关系。由于在正中关系位(错位的位置)相对于后退接触位的情况,更宽的下颌牙弓咬合在一个相对狭窄的上颌牙弓上。即使在后退接触位上依然存在后牙反𬌗,只要下颌骨没有侧方错位,那么后牙反𬌗的矫正就是没有必要的。事实上,如果尝试矫正后牙反𬌗,矫治后出现部分复发,可能引起医源性的下颌移位。

病例 4

病例评估

该患者为骨性Ⅱ类错𬌗病例,有轻中度高角,下前面高适中。面部基本对称,唇肌张力良好。

该患者处于恒牙列,伴有轻度牙龈炎。下牙列轻度拥挤,上颌重度列拥挤。上颌前牙段轻度舌倾,下颌前牙唇倾度正常。上颌右侧中切牙和上颌右侧尖牙近中腭侧旋转。

咬合情况:切牙关系为轻度安氏Ⅱ类 2 分类,覆𬌗稍增加,所有牙齿除了上颌右侧尖牙均有接触。上下颌中线协调（且正确，尽管无法从照片中看出来）。上颌右侧尖牙反𬌗。

磨牙关系为双侧磨牙轻度远中关系。咬合时没有位移。

问题列表

- 父母主诉：牙齿不齐。
- 轻度牙龈炎。
- 轻度Ⅱ类骨性错𬌗。
- 上下牙弓拥挤。
- 牙齿扭转。
- 上颌右侧尖牙反𬌗。
- 上颌右侧尖牙萌出不足。
- 磨牙轻度远中关系。

问题解答

1. 该病例适合使用活动矫治器推上颌右侧尖牙解除反𬌗吗？

不适合，这个病例不适合使用上颌活动矫治器推上颌右侧尖牙解除反𬌗。

基本原理：上颌活动矫治器不能矫治牙齿的扭转，所以即使尝试改变扭转，牙齿依然会保持原状。

该病例存在轻度间隙不足，且覆𬌗较小。如果上颌右侧尖牙被矫正，则覆𬌗将进一步减少，并且上颌右侧尖牙很可能会回到反𬌗。因此在缺乏间隙的情况下将阻止上颌右侧尖牙的排齐。

一旦患者口腔卫生情况改善，就需要使用固定矫治器矫正该患者的错𬌗。

病例 5

病例评估

该患者为轻度Ⅱ型骨性错𬌗，均面型，面部基本对称，其嘴唇闭合正常，鼻唇角为钝角。

该患者处于混合牙列期，有广泛而明显

的牙龈炎。部分乳牙有龋坏。

牙列轻度拥挤。上颌右侧侧切牙舌倾，其余上下颌前牙唇倾度正常。

咬合关系：切牙关系为Ⅰ类，覆盖、覆𬌗适中，所有牙齿均有接触；上牙列中线右偏1mm，下牙列中线居中（尽管在照片中不可见）。

双侧磨牙关系为轻度远中关系。由于上颌右侧切牙反𬌗，因此在闭合时下颌有轻度前向移位。

问题列表

- 母亲主诉：上颌右侧侧切牙反𬌗。
- 广泛的牙龈炎。
- 龋坏。
- 下颌前向移位。
- 上下牙列轻度拥挤。

问题解答

1. 该病例适合用上颌活动矫治器推上颌右侧侧切牙解除反𬌗吗？

适合。

基本原理：患者具有有利的骨型（即不是严重的Ⅱ型骨型），并且在咬合时存在前向移位（患者上颌右侧侧切牙位置可以切对切咬合）。右上颌侧切牙的覆𬌗和腭向倾斜也是有利的，因为其倾斜于腭侧，可以将其唇向倾斜来解除反𬌗。但同时需要注意患者存在牙齿唇倾移动空间不足的问题，需密切关注，以防止上颌尖牙向上颌右侧切牙的位置生长萌出，一旦患者戴上矫治器，可以拔除两个上颌乳尖牙来获得空间。上颌两侧乳尖牙可能均需要拔除，以防止上颌中线不一致。

重要的是注意在治疗开始前告知患者和父母/监护人，当矫治前牙拥挤错位时，覆盖可以随着上颌右侧侧切牙的矫正而增加。因为在上颌右侧侧切牙反𬌗纠正后，下颌由于没有侧切牙的咬合干扰会轻度后缩。

矫治器设计

推荐的设计如图6.19所示。

病例6

病例评估

该患者为严重的安氏Ⅱ类1分类错𬌗病例,严重骨性Ⅱ类错𬌗,下颌后缩明显。下前面高度减小,但下颌平面角适中。面部基本对称。嘴唇松弛且下嘴唇后退于上切牙后方。鼻唇角适中。

口内情况:患者处于恒牙列期,右侧上颌第一恒前磨牙和双侧下颌第一恒前磨牙于治疗前拔除。上颌左侧第一前磨牙较小。口腔卫生良好,有一些轻度染色。大部分后牙有大面积充填修复。下颌左侧前牙基本整齐,下颌双侧尖牙有明显的远端倾斜,Spee曲线较深,其余牙齿唇倾度正常。上颌右侧前牙不齐,上颌右侧中切牙远中腭侧旋转,但唇倾度

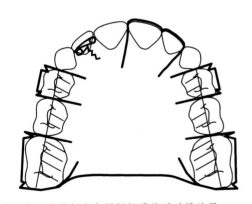

请制作一个唇倾右上颌侧切牙的活动矫治器:

1. 上颌右侧侧切牙Z形簧:0.5mm不锈钢丝
2. 上颌双侧第一恒磨牙Adams卡环:0.7mm不锈钢丝
3. 上颌双侧第一乳磨牙Adams卡环:0.6mm不锈钢丝
4. 上颌左侧切牙Southend卡环:0.7mm不锈钢丝
5. 后牙𬌗垫覆盖双侧第一乳磨牙到第一恒磨牙𬌗面的1/2

图6.19　唇倾右上颌侧切牙的活动矫治器技工室设计单(病例5)。

正常,上颌右侧第二前磨牙和上颌左侧第一前磨牙有明显的远中颊侧旋转。

咬合情况:深覆盖(12mm),覆𬌗很深以至于下颌切牙完全咬到腭黏膜。右侧磨牙关系是轻度远中关系,尖牙关系是远中尖对尖关系。在左侧,后牙关系是轻度远中,尖牙关系为远中尖对尖。右上颌第二前磨牙和左上颌第一前磨牙锁𬌗。上牙列中线位于下牙列中线和面部中线的右侧4mm处。

问题列表

- 父母主诉:牙齿前突。
- 严重的骨性Ⅱ类错𬌗。
- 垂直高度减小。
- 右上第二前磨牙(UR5)、右上中切牙(UR1)和左上第一前磨牙(UL4)的严重扭转。
- 深覆盖(12mm)。
- 重度深覆𬌗。
- Ⅱ类磨牙关系,Ⅱ类尖牙关系。
- 右上颌第二前磨牙及左上颌第一前磨牙锁𬌗。
- 上牙列中线右偏。

问题解答

1. 在拔除左侧上颌第一前磨牙后能够使用上颌活动矫治器来减小覆盖吗?

不能。

2. 在拔除左侧上颌第一前磨牙后能够使用上颌活动矫治器来矫正中线吗?

不能。

基本原理:患者是严重的骨性Ⅱ类病例,伴有下颌骨后缩,因此,安氏Ⅱ类1分类的切牙关系不是由于上切牙的位置造成的,而是由于下颌骨后缩导致的。患者鼻唇角适中,上切牙唇倾度通常是正常的,提示了此病例上颌骨和上牙列位于正确位置。

由于上切牙唇倾度正常,并且上牙列中线由于上切牙的倾斜而向右偏移,所以上牙

列中线和深覆盖的矫正需要牙齿的整体运动,这只能用固定矫治器才能实现。

只有当上切牙处于下唇覆盖控制之下,覆盖的矫正才将是稳定的。在这种情况下,当患者具有严重的骨性Ⅱ类时,用上颌活动矫治器将覆盖减少到正常范围,这个程度会使上切牙过度舌倾,并且在治疗结束时,会使患者的安氏Ⅱ类1分类错𬌗转变成安氏Ⅱ类2分类错𬌗。上切牙过度舌倾还将导致上唇内收,突出鼻子高度,并使面下1/3后缩,影响面部美观。

由于患者严重的骨性Ⅱ类错𬌗以及严重深覆盖,在这种情况下,即使固定矫治器也容易出现上颌前牙的过度舌倾,因此对该患者唯一理想的治疗方法是正畸正颌联合治疗。

3. 此病例错𬌗畸形的哪些方面可以使用上颌活动矫治器治疗?

带有上颌前牙平面导板的上颌活动矫治器可以用于初期减小覆𬌗,并且辅助固定矫治器打开咬合而利于牙齿的移动。但活动矫治只能作为一个全面治疗计划的一部分,必须联合固定矫治器和正颌手术,以使牙齿和面部美学达到最佳治疗结果。

矫治器设计

推荐的设计如图6.20所示。

病例7

病例评估

患者磨牙中性关系,骨性Ⅰ类,均面型,轻度下颌左偏,鼻唇角均正常。

口内情况:混合牙列期,第一恒磨牙及恒切牙全部萌出。口腔卫生有待提高,下前牙排列整齐,上前牙存在轻微间隙。上下颌切牙唇倾度正常。左下侧切牙有少许牙龈退缩。

牙尖交错位时,覆盖正常(约3mm),覆𬌗覆盖适中,所有牙齿均有接触。右侧磨牙为中性关系,左侧磨牙为1/2远中关系。左上侧切牙至左上第一磨牙的牙位存在反𬌗。

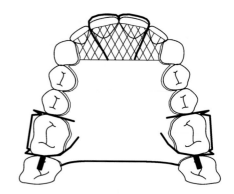

请制作一个能减小覆𬌗的上颌活动矫治器:
1. Adams卡环包绕上颌双侧第一恒磨牙:0.7mm不锈钢丝
2. 上颌中切牙Southend卡环:0.7mm不锈钢丝
3. 𬌗支托位于上颌双侧第二恒磨牙:0.7mm不锈钢丝
4. 前牙平面导板——前后向宽度延伸到14mm(覆盖为12mm),高度为上颌中切牙牙冠1/2高度

图6.20 减小覆𬌗的上颌活动矫治器技工室设计单(病例6)。

上颌中线与面中线一致,下颌中线左偏3mm,但与颏点一致。下颌骨左偏3mm。

问题列表

- 口腔卫生状况较差。
- 下颌偏斜。
- 左侧后牙反𬌗。
- 左上侧切牙反𬌗。
- 下颌中线左偏。

问题解答

1. 能够使用上颌活动矫治器来解除后牙反𬌗和(或)左上侧切牙反𬌗吗?能。针对这一病例,如果患者口腔卫生改善,使用上颌活动矫治器矫正左上侧切牙的位置和后牙反𬌗是很适合的。

基本原理:使用上颌活动矫治器矫治左下侧切牙反𬌗,以防止其牙龈退缩进一步加重,因为左下侧切牙牙龈退缩是左上侧切牙及左下侧切牙反𬌗引起的。另一方面,对于本病例存在严重下颌偏斜的情况下,在所有恒牙萌出之前纠正下颌偏斜，以减轻下颌非对称生长，促使恒牙在正常位置萌出很有必要。

矫治器设计

推荐的设计如图 6.21 所示。

病例 8

病例评估

患者轻度骨性Ⅲ类错𬌗，均面型，颏部轻微右偏，唇齿关系正常。

患者处于混合牙列早期，口腔卫生状况良好。上下颌无拥挤。临床检查可见下前牙轻度唇倾，上前牙倾斜度正常，右上中切牙近中腭侧旋转。

咬合关系：切牙关系Ⅲ类，左上切牙覆盖1mm，右上切牙反覆盖1mm。覆盖浅，但均有接触。上颌中线正常，下颌中线右偏。

磨牙关系右侧Ⅰ类关系，左侧Ⅱ类(1/2

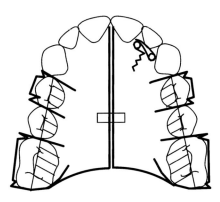

请制作一个上牙弓扩弓、唇侧左上侧切牙的上颌活动矫治器：
1.上颌中线螺旋扩大器
2.左上侧切牙上的 Z 形簧：0.5mm 不锈钢丝
3.上颌第一磨牙上的 Adams 卡环：0.7mm 不锈钢丝
4.上颌左、右第一乳磨牙上的 Adams 卡环：0.6mm 不锈钢丝弯制
5.覆盖 1/2𬌗平面的后牙𬌗垫
6.如图所示，基托从中线分开

图 6.21 上牙弓扩弓、唇侧左上侧切牙的上颌活动矫治器技工室设计单(病例7)。

个牙尖)，上颌右侧乳尖牙、第一乳磨牙反𬌗，同时，上颌左侧乳尖牙、第一、二乳磨牙、第一磨牙反𬌗，前牙仅右上两切牙反𬌗。闭合时下颌向前和向右移位。

问题列表

- 父母主诉：牙齿不齐，咬合不正。
- 骨性Ⅲ类(加大不利生长的风险)。
- 闭合时下颌有移位。
- Ⅲ类切牙关系，右上侧切牙反𬌗。
- 右上中切牙扭转。
- 浅覆盖。
- 双侧后牙反𬌗。

问题解答

1. 可以用上颌活动矫治器推右上颌切牙解除反𬌗吗？

不可以，该患者不适合。

基本原理：该患者覆𬌗浅，因此推切牙解除反𬌗，覆𬌗将进一步减小，这样稳定性较差。

此外，右上中切牙扭转，活动矫治器无法矫正扭转牙。

由于患者咬合时有下颌前向移位，且切牙唇倾度正常，因此有经验的医生会予以矫正前牙的反𬌗问题 (以便为后续恒牙萌出提供更多间隙)。照此方法，两个切牙会解除反𬌗。同时应向患者和父母/监护人强调复发的风险：患者的咬合问题可能会复发，特别是牙齿的扭转。

病例 9

病例评估

患者为轻度Ⅲ类错𬌗伴有轻度骨性Ⅱ类关系，平均面型，下颌轻度左偏，唇齿关系正常，鼻唇角正常

口内检查：处于混合牙列期，四颗第一恒磨牙及上下恒切牙已萌出。上下前牙都存在

散在间隙。临床检查可见下颌切牙轻度舌倾，上颌切牙唇倾度正常，但右上中切牙比其他切牙更唇倾，更靠龈方。

咬合情况：覆盖轻度减小（2mm），覆𬌗也减小。

磨牙关系Ⅰ类，未见反𬌗，上颌中线与面中线一致，下颌中线向左偏离上颌中线3mm。

问题列表

- 患者主诉：右上中切牙的美观问题。
- 右上中切牙位置异常。
- 下颌中线左偏。

问题解答

1. 可以用上颌活动矫治器来拉右上中切牙向下，达到理想位置吗？可以。用上颌活动矫治器矫正右上中切牙比较合适。

基本原理：这样不仅可以矫正右上中切牙来改善前牙美观，而且可以防止右上侧切牙远中腭侧移动，减少后续矫正右上中切牙所需的间隙。

矫治器设计

推荐的设计如图6.22所示。

病例10

病例评估

患者为轻微骨性Ⅱ类错𬌗，轻微长面型，颏部轻度右偏，嘴唇闭合正常，鼻唇角较钝。

患者处于混合牙列期，口腔卫生较好，牙齿健康。

临床检查下颌牙弓倾斜度正常，轻微拥挤。上颌牙弓排列整齐，倾斜度正常，左上中切牙未萌出，左上中切牙的位置有一个多生牙，上颌左侧乳侧切牙滞留。如果上颌侧切牙存在，侧切牙萌出后会严重拥挤。

咬合情况：切牙关系轻度Ⅲ类，覆盖较小（1mm），覆𬌗也比较浅，下颌中线右偏1mm，上颌中线居中。

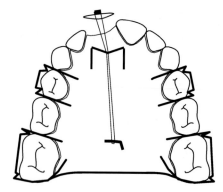

请制作一个牵引右上中切牙的上颌活动矫治器：
1. "门型柱"位于上颌切牙之后：在前牙正常覆盖位置后3mm，高度为正常覆𬌗位置
2. 牵引钩固定在第一磨牙所对应的基托上，朝向远中
3. 上颌左右第一恒磨牙上Adams卡环：0.7mm不锈钢丝
4. 上颌左右第一乳磨牙上Adams卡环：0.6mm不锈钢丝
5. 基托

图6.22　拉出右上中切牙的上颌活动矫治器技工室设计单（病例9）。

磨牙关系为右侧轻度Ⅱ类，左侧中性关系。右侧后牙轻度反𬌗，这可能与前牙轻度咬合移位有关，但也可能与上颌左侧侧切牙牙冠折断有关。

问题列表

- 患者主诉：改善上前牙美观。
- 多生牙，上颌左侧乳侧切牙滞留。
- 左上中切牙间隙萌出不足。
- 中线偏斜。
- 上下牙弓潜在拥挤，特别是在上颌侧切牙位置。
- 覆𬌗覆盖浅。
- 右侧后牙反𬌗。

患者牙列不齐的原因是多生牙阻碍了左上两切牙的萌出，这种多生牙称作锥形牙。

问题解答

1. 该患者可以用URA矫正吗？

可以。但治疗的目的在于维持间隙,一旦左上中切牙萌出的阻碍解除,可提供足够间隙。

基本原理:该患者在此阶段其骨面型与软组织特征畸形不明显,因此该阶段的治疗目的是将左上中切牙矫正到正常位置,这可能不仅仅需要一个阶段的治疗。如果左上中切牙根尖孔没有闭合,那么它很有可能自行萌出而不需要固定正畸将其牵出。当然,根据其他牙齿萌出情况以及患者生长发育状况,可能需要后期矫正。以上内容都需要在矫治前与患者和父母/监护人沟通。

此病例中,上颌活动矫治器来维持间隙的设计方案需要针对性地设计。通过对相关记录的分析,拔除上颌左侧的多生牙和乳侧切牙后可以为左上中切牙萌出提供间隙。配戴该矫治器的时间至少为 6 个月,某些情况下可能会更长,当然,具体配戴时间由左上中切牙的位置决定。如果临床上检查到左上中切牙并没有明显萌出,则需要拍摄 X 线片评价其萌出情况。如果多生牙拔除了 9~12 个月后,左上中切牙仍没有萌出,则需要手术切龈助萌,并以正畸力量将其牵出。

矫治器设计

推荐的设计如图 6.23 所示。

病例 11

病例评估

患者 Ⅰ 类骨面型,但有轻微 Ⅲ 类骨面型的趋势,短面型,下颌平面角较大,面部对称,轻微开唇露齿。

患者处在恒牙列,有轻度广泛的牙龈炎,下牙列轻度拥挤,上牙列拥挤更为明显。

临床检查见下前牙舌倾,上前牙唇倾度正常,上颌尖牙完全颊侧异位,并且向远中倾斜。上颌侧切牙几乎与第一前磨牙接触。

咬合关系:切牙 Ⅲ 类关系,前牙切对切,

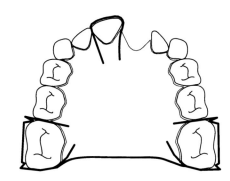

请制作一个维持左上中切牙间隙的上颌活动矫治器:
1. 上颌左右第一恒磨牙 Adams 卡环:0.7mm 硬不锈钢丝
2. 右上中切牙的 Southend 卡环:0.6mm 硬不锈钢丝
3. 合适的基托

图 6.23　维持左上中切牙间隙的上颌活动矫治器技工室设计单(病例 10)。

上下颌中线居中。

磨牙关系右侧为 Ⅱ 类(1/4 个牙尖),左侧 Ⅱ 类(1/2 牙尖)关系,双侧后牙有反𬌗的趋势,侧切牙反𬌗。咬合时没有明显移位。

问题列表

- 口腔卫生不佳。
- 患者主诉:牙列不齐。
- 有骨性 Ⅲ 类的趋势。
- 轻度长面型。
- 不利的生长趋势。
- 上下牙列拥挤,上颌尖牙颊侧异位,远中倾斜。
- 下前牙舌倾。
- Ⅲ 类切牙关系。
- 侧切牙反𬌗。

问题解答

以下哪种情况适合用上颌活动矫治器矫治:

1. 拔除上颌第一前磨牙后,上颌尖牙自动排齐。

2. 拔除上颌第一前磨牙,矫治排齐上颌尖牙。

3. 矫正上颌侧切牙反𬌗。

都不适合,上颌活动矫治器不能矫正以上任何一种错𬌗畸形。

基本原理:该患者已经不处于混合牙列期,牙列发育基本完成,上颌尖牙已充分萌出并远中倾斜。因此,如果拔除第一前磨牙,安装一个间隙保持器,让尖牙自己移动的可能性很小。请注意,牙齿有向拔牙间隙移动的趋势,如果牙齿已经远中倾斜了,那么拔牙后牙齿将更易远中倾斜。这是无益之举,并且不利于关闭拔牙间隙。事实上,这样一来问题更多,因为拥挤无法解除,并且较宽的拔牙间隙无法关闭。即使牙齿是近中倾斜,但患者牙列已基本发育完成,再让尖牙自发排齐也是很有限的。

用上颌活动矫治器来排齐拥挤的尖牙,问题在于该患者的尖牙远中倾斜。由于尖牙是颊倾的,用腭侧指簧是不可行的。更重要的是,尖牙远中倾斜,那么尖牙继续倾斜移动也是不允许的。这将导致进一步的接触不良,美观效果也会较差。此外,测量患者目前的可用间隙与尖牙宽度也会发现尖牙萌出间隙不足。

用上颌活动矫治器来矫正患者的上颌侧切牙反𬌗,患者本身覆𬌗很浅。因此,如果推上颌侧切牙解除反𬌗,复发的可能性较大。况且患者还可能存在不利的生长趋势。此外,由于尖牙唇侧错位明显,排齐间隙肯定是不够的。

患者口腔卫生状况较差,不应考虑即刻正畸。不论做任何固定矫治,患者都应先改善口腔卫生。至于患者的Ⅲ类生长趋势,目前只能对上颌进行干预。

病例 12

病例评估

患者为均面型,面部左右基本对称,安氏Ⅰ类错𬌗,轻度骨性Ⅱ类。嘴唇闭合良好,鼻唇角正常。

口内情况:患者处于混合牙列期,四颗第一磨牙和四颗下切牙已萌出,下前牙排列轻微拥挤,有散在间隙,上颌牙列右侧侧切牙、左侧中切牙、侧切牙已萌出。上颌右侧中切牙未萌,但在前庭沟的牙龈下可隐约看到。上颌右侧侧切牙、左侧中切牙有近中移动,部分占据了上颌右侧中切牙的萌出空间,右侧侧切牙有近中倾斜。

咬合情况:覆𬌗覆盖正常,咬合紧密,双侧磨牙Ⅰ类关系,无反𬌗,上颌中线相对于下颌中线和面中线有轻微右偏。

问题列表

- 上颌右侧中切牙未萌出。
- 上颌右侧中切牙萌出间隙不足。

问题解答

1. 你是否会采用上颌活动矫治器来恢复上颌右侧中切牙的萌出间隙呢?会,采用上颌活动矫治器来恢复上颌右侧中切牙的萌出间隙是一个很好的选择,然而找到其未萌出的原因才是最重要的,所以,合适的方案应该是创造上颌右侧中切牙的萌出间隙,并保证上颌右侧中切牙顺利萌出,因为在这种病例中,上颌右侧中切牙通常只是异位萌出,其牙齿发育是正常的。

矫治器设计

推荐的设计如图 6.24 所示。

2. 在你使用矫治器以前,你会采取拔牙方案吗?

在一些病例中,需要为未萌出的中切牙提供间隙,需要将第一前磨牙拔除后将侧切牙向后拉,但是这种情况一般为磨牙关系为Ⅱ类关系的病例。在类似本病例的情况下,磨牙关系为良好的Ⅰ类咬合关系,下前牙少量间隙,所以,可以通过不拔牙来恢复上颌右侧中切牙的萌出间隙。

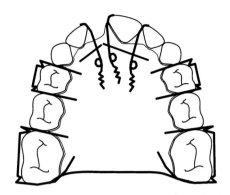

请制作一个恢复上颌右侧中切牙萌出间隙的活动矫治器:

1. 在上颌右侧侧切牙、左侧中切牙和侧切牙设计腭侧弹簧:0.5mm 不锈钢丝
2. 双侧上颌第一磨牙 Adams 卡环:0.7mm 不锈钢丝
3. 上颌双侧第一乳磨牙 Adams 卡环:0.6mm 不锈钢丝
4. 基托如图所示

图 6.24　通过远中移动上颌右侧侧切牙、左侧中切牙和侧切牙来恢复上颌右侧中切牙萌出间隙的活动矫治器技工室设计单(病例 12)。

如果患者的情况必须要拔除前磨牙,应告知患者和父母牙列拥挤会影响到恒牙列中尖牙的萌出位置。

病例 13

病例评估

患者由于上颌发育不足而表现为严重的Ⅲ类骨面型,前牙也为Ⅲ类关系。下面高较小,下颌平面角正常。下颌骨对称,嘴唇闭合正常,鼻唇角较钝。

口内情况:患者为恒牙列期,然而上颌恒尖牙未萌出且有明显的颊侧错位,萌出间隙不足,下颌第一磨牙之前已拔除,口腔卫生状况较差,下前牙有轻微的不整齐。上颌后牙段有一些间隙,上颌牙列拥挤度太大导致上颌尖牙的萌出较为困难。

咬合情况:前牙反覆盖 2mm,重度深覆𬌗,磨牙关系左侧为完全近中关系,右侧为 1/2 近

中关系。上颌中线相对于下颌中线及面中线右偏,所有的上颌牙除了左侧第一磨牙外均为反𬌗,闭合时下颌未见明显移位。

问题列表

- 口腔卫生较差(牙齿脱矿风险较高)。
- 严重骨性Ⅲ类(不利的生长)。
- 上颌牙列重度拥挤,上颌尖牙阻生。
- 下前牙舌倾。
- 上前牙唇倾。
- 上颌牙列横向不调 (除左侧第一磨牙外),与下颌牙列呈反𬌗,上颌牙列颊倾。
- 上颌中线右偏。

问题解答

1. 假设该患者口腔卫生状况已经达标,可以采用上颌活动矫治器来解除前牙反𬌗吗? 不能。

基本原理:该患者前牙反𬌗是由于严重的Ⅲ类骨型造成的,且前牙不能后退至切对切。此外,患者的生长已经超出了能够单纯正畸矫正的范围,由于之前的上颌活动矫治器治疗,患者已经出现了显著的咬合代偿。上前牙已较唇倾,如果矫正前牙反𬌗,需要进一步唇倾上前牙,会导致上前牙𬌗创伤,导致牙周支持组织的吸收和牙根的吸收。过度唇倾的上前牙亦影响美观。此外,患者年龄为 11 岁,尚未处于生长发育高峰期,骨性Ⅲ类在生长发育过程中会更严重。在所有病例中都应注意未萌出的尖牙,确保侧切牙的移动不会影响尖牙的牙根,否则会引起牙根吸收的风险。

2. 你是否会在拔除上颌第一前磨牙后采用上颌活动矫治器来保持未萌尖牙的萌出间隙呢?

上颌活动矫治器可以作为在拔除上颌第一前磨牙后,维持尖牙的萌出间隙的保持器。然而,这会是一个更加复杂方案的一部分,涉及全口咬合的纠正,或者说代偿矫治的一部分。

基本原理：完整的矫治计划应包括正畸正颌联合治疗，而且应该在患者成年、生长发育停止后，当然也可以采用一个折中的方案，早期实施干预治疗，但其目标不应在于纠正患者的错𬌗畸形而在于恢复尖牙的萌出间隙。

矫治器设计

推荐的设计如图 6.25 所示。

3. 可以采用上颌活动矫治器矫治前牙反𬌗吗？不能。

基本原理：患者矢状向的不调是由于该患者严重的Ⅲ类骨型，而不是上颌牙弓的狭窄。由于上下颌牙弓的磨牙宽度大于尖牙宽度，严重的Ⅲ类骨型导致下颌较宽的牙弓与上颌狭窄的牙弓咬合接触，加重了前牙的反𬌗状态。上颌活动矫治器只能倾斜移动牙齿。上颌后牙段已经有明显的颊侧，进一步倾斜会导致与下颌牙无法建立咬合或只有腭尖可建立咬合。这会增加建立后牙良好尖窝关系的难度，同时还会导致上颌扩弓后复发从而

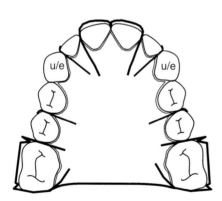

拔除上颌第一前磨牙后，请制作一个上颌未萌尖牙的活动间隙维持器：

1. 上颌双侧第一磨牙 Adams 卡环：0.7mm 不锈钢丝
2. 上颌中切牙 Southend 卡环：0.7mm 不锈钢丝
3. 上颌双侧侧切牙、双侧第二前磨牙邻间钩：0.6mm 不锈钢丝
4. 采用合适的基托

图 6.25　拔除第一前磨牙后，未萌尖牙的间隙维持器技工室设计单（病例 13）。

造成咬合干扰，因此，该患者的下颌生长过度不应在此时治疗。

4. 可以采用上颌活动矫治器来治疗上颌中线偏斜吗？不能。

基本原理：矫治上颌中线需要整体移动上颌切牙，上颌活动矫治器只能倾斜移动牙齿，如果使用上颌活动矫治器，牙冠能移动到正常位置，但牙根移动很少，会导致上颌切牙的进一步倾斜，从而影响美观。

病例 14

病例评估

该患者为轻度骨性Ⅱ类错𬌗，垂直向发育正常或轻微过度，面部和唇齿关系均正常。

该患者处于混合牙列期，口腔卫生良好，下颌左侧第二乳磨牙大面积充填。

下牙列轻度拥挤，上颌除了舌侧倾斜的右侧中切牙，其余牙齿排列整齐，上颌右侧第一乳切牙滞留且变色，无松动。除了右上中切牙（舌倾），上下颌其余前牙倾斜度正常。

咬合情况：前牙咬合关系为Ⅰ类，覆盖正常，深覆𬌗，上下颌牙齿咬合均有接触，上下颌牙列中线居中。

磨牙咬合关系为Ⅱ类，在闭合时，由于上颌右侧中切牙反𬌗的原因，下颌有轻度向前移位的趋势。

问题列表

- 主诉：上前牙不可见。
- 上颌右侧乳中切牙滞留，已失活，不松动。
- 上颌右侧中切牙反𬌗。
- 由上颌右侧中切牙反𬌗造成的下颌前伸。
- 下颌牙列轻度拥挤。

问题解答

1. 是什么原因引起该患者的错𬌗？这名

患者适合选择用上颌活动矫治器来治疗上颌右侧中切牙的反𬌗吗？

该患者的错𬌗问题是由上颌右侧乳中切牙滞留引起的，这可能是由于患者在小时候受伤而导致该牙齿形成根骨粘连。由于它没有正常脱落，导致上颌右侧中切牙萌出异常，形成反𬌗。

因此，该患者适合使用上颌活动矫治器来治疗上颌右侧中切牙的反𬌗。

基本原理：患者骨型正常(不严重的 II 类骨型)，咬合时下颌前伸(患者在切对切时下颌前牙咬在了上颌右侧中切牙的位置)。上颌右侧中切牙的覆𬌗有利，上颌右侧中切牙的轴倾度也有利，由于该牙为腭侧倾斜，所以可以承受向前的力，安装矫治器后应立刻拔除右侧乳中切牙，可快速将该牙齿唇前移动。

重要的是注意在矫正前应告知患者和父母/监护人，在矫正上颌右侧中切牙后，覆盖将会增大，下颌可能会后缩，因为在纠正反𬌗后，没有力量使下颌在咬合时被动向前移动。

如果在上颌右侧中切牙刚开始萌出时就拔除上颌右侧乳中切牙，那患者目前前牙的咬合问题就可以避免。

同时，患者下颌牙列的拥挤问题较为轻微，不需要治疗。

矫治器设计

推荐的设计如图 6.26 所示。

病例 15

病例评估

该患者为严重的 II 类 1 分类错𬌗，为中度骨性 II 类，面部垂直高度正常，左右基本对称。下唇较松弛，位于上颌切牙下方不能与上唇闭合，鼻唇角较钝。

口内情况：患者处于恒牙列期，左下第二前磨牙未萌出，左上第二前磨牙部分萌出。口腔卫生状况需要提高。下颌左侧牙列排列和

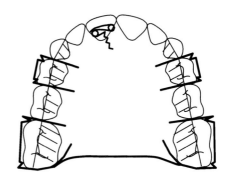

请在上颌设计一个活动矫治器来纠正上颌右侧中切牙的舌倾

1. 上颌右侧中切牙舌侧弯制 Z 形簧：0.5mm 不锈钢丝
2. 上颌双侧第一磨牙 Adams 卡环：0.7mm 不锈钢丝
3. 上颌双侧第一乳磨牙 Adams 卡环：0.6mm 不锈钢丝
4. 在后牙加覆盖𬌗1/2 的𬌗垫

图 6.26 纠正上颌右侧中切牙反𬌗的上颌活动矫治器技工室设计单(病例 14)。

轴倾度较好，上颌左侧牙列有间隙，双侧上颌尖牙远中成角。

咬合情况：覆盖较大(12mm)，深覆盖，下切牙可咬住上颌腭侧黏膜，颊侧观可见双侧磨牙为 3/4 II 类关系。无反𬌗，上下中线和面中线一致。

问题列表

- 口腔卫生较差。
- 主诉：上前牙突。
- 中度骨性 II 类。
- 嘴唇不对称，下唇后缩。
- 深覆盖。
- 磨牙 II 类关系。

问题解答

1. 这名患者可以采用拔除上颌第一前磨牙后用 URA 内收上颌尖牙改善深覆盖吗？ 不可以。

基本原理：患者为中度的 II 类骨型，伴

有下颌后缩，因此，Ⅱ类1分类的前牙关系并不完全是由于前突上前牙，更多的是由于下颌的后缩造成的。上前牙的唇倾是由于下唇的后缩引起的。鼻唇角是钝角。

由于 URA 只能使牙齿倾斜移动，而上颌前牙已经有倾斜，拔除上颌第一前磨牙后内收上颌前牙到拔牙间隙会导致上颌尖牙更加倾斜，因为需要内收一个前磨牙的宽度（7mm），上颌前牙的倾斜会影响美观，而过分倾斜导致的结果不稳定会引起拔牙间隙的复发和覆盖的增加。

虽然上颌前牙在治疗前较唇倾，只有在下唇位置改变，不再位于上颌切牙舌侧时，上颌切牙的位置才会较为稳定。通过 URA 减少上颌前牙的覆盖会过度内收上颌前牙，使得安氏Ⅱ类1分类转变成安氏Ⅱ类2分类，引起𬌗创伤。

这一类严重错𬌗患者应在功能矫治之后行固定正畸治疗。

病例 16

病例评估

患者为安氏Ⅲ类错𬌗，轻度骨性Ⅲ类，上颌骨发育不足。FMPA 正常，下面高较短。右侧下颌不对称。鼻唇角较钝。

口内情况：患者处在恒牙列期，下颌中切牙牙龈退缩较明显，下颌左侧牙列轻度拥挤，轴倾度正常，上颌左侧牙列排列异常，上颌中切牙有轻微舌倾。

正中咬合时，右上中切牙为反𬌗（反覆盖1mm），覆𬌗较浅，右侧磨牙关系为 1/4 Ⅲ类关系，左侧为 1/2 Ⅲ类关系。右上中切牙、左上中切牙与右下中切牙、左下中切牙呈反𬌗，左上侧切牙与左下尖牙呈反𬌗。下颌中线与面中线和上颌中线相比右偏了 2.5mm，下颌后退至切对切时有下颌移位，正中咬合下颌有向前和向右移位。

问题列表

- 主诉：前牙位置不对。
- Ⅲ类骨面型。
- 下颌偏斜。
- 下颌前方移位和右偏，并加剧了安氏Ⅲ类骨面型和下颌偏斜。
- 右下和左下中切牙牙龈退缩。
- ICP 时前牙反𬌗。
- 覆𬌗轻度减低。

问题解答

1. 你是否会使用 URA 去纠正上中切牙的位置？会，在本病例中把 URA 作为反𬌗的阻断措施是合理的。

基本原理：纠正前牙反𬌗可以帮助保护下中切牙的支持组织并提高美观。现在使用简单的矫治方法，可以让医生进一步评估下颌在患者度过生长发育高峰期过程中的生长量，用以决定最终的矫治方案。

虽然覆𬌗轻微变浅，但后牙𬌗垫的使用可以帮助稍增加覆𬌗，由于上中切牙少量的唇倾是消除下颌移位和纠正前牙反𬌗所必需的，因此，需要足够的前牙反𬌗和覆𬌗以维持矫治效果。

重要的是注意在矫治开始前与患者和父母/监护人交流，并告知右上中切牙和左上中切牙反𬌗纠正后覆盖将会变大。下颌可能会后退，因为不再需要前伸（前移位）"清除"上前牙的阻挡。尽管如此，在Ⅲ类病例中这不会是什么问题。此外，此期也需要对反𬌗、覆𬌗稍深和扭转的左上侧切牙进行纠正。

矫治器设计

推荐的设计如图 6.27 所示。

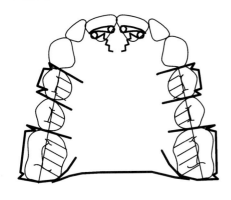

请制作一个上颌活动矫治器以纠正右上中切牙和左上中切牙：

1. 上颌双侧中切牙 Z 形簧：0.5mm 不锈钢丝
2. 上颌双侧第一恒磨牙和双侧第一前磨牙上 Adams 卡环：0.7mm 不锈钢丝
3. 后牙𬌗垫覆盖 1/2𬌗面

图 6.27　用于唇倾双侧上颌中切牙的 URA 技工室设计单(病例 16)。

（黄兰　冯格　张赫　译）

第 **7** 章

保持器

保持是当矫治结束后，需要将牙齿维持在新的位置上的阶段。在大多数病例，如果没有保持这个阶段，后期将会有很严重的复发，这是由于骨骼和软组织需要时间去适应并重建到矫治前的强度。

学习成果

阅读本章后,你应该:

- 解释什么是复发。
- 解释复发与年龄变化之间的不同。
- 了解哪种类型的牙移动/情况更容易复发。
- 解释保持和配戴保持器的目的是什么。
- 解释保持方法是什么。
- 解释保持对阻断性矫治的必要性。
- 解释不同类型矫治器的优点和缺点。
- 描述全科牙科医生在监督患者配戴保持器过程中应尽的职责。
- 描述保持器可能出现的问题。
- 了解与正畸专科医生联络的必要性。

什么是复发?

考虑骨组织改建周期:整个周期需要6个月才能完成,而牙齿移动时骨头需要被吸收(牙根前方)也需要被沉积(牙根后方),此机制贯穿整个骨改建过程。因此,从防止复发方面考虑,保持阶段至少需要6个月。尽管如此,软组织显然也是一个重要因素,它们的适应性和更新也影响矫治效果的稳定性。

基于局部的结构特点,以下软组织在复发和稳定性中起到一定作用:牙龈、牙周韧带、唇、颊、舌。然而对所有情况,牙龈和牙周韧带都会在其中发挥作用,而在适应性方面,特别是骨上纤维(弹性纤维)事实上比骨骼需要更多的时间。的确,尽管这些纤维至少需要9个月才能重新适应,也无法保证这些纤维将永远完全适应新的牙齿位置。这意味着并不存在绝对的稳定,非常可能复发。

大多数人,包括牙科医生倾向于把主动矫治后的任何牙齿移动定义为复发,但这并不是严格意义上的复发。而且,清楚地理解什么是真正意义上的复发非常重要,因为这将影响医生和患者对矫治的期望。复发必须和增龄性改变区分开来,这些很容易和复发相混淆。

从技术上或实践上讲,复发实际上是牙齿回到矫治前的位置或向矫治前的位置方向发生移动。

复发的特征

- 发生很快——在一周或数月内。
- 经常是由于矫治方法使用不当,如不正确的治疗机制,例如用唇倾下切牙的方式来纠正覆盖;在没有保证足够覆𬌗以保持切牙位置准确的情况下纠正前牙反𬌗。这些问题可能是由于一开始的错误诊断。
- 偶尔患者因素也是潜在问题,如患者未配戴或未按要求配戴保持器。
- 除非患者永久性保持,否则某些情况下(如下文所述)将很容易复发。

什么是增龄性改变? 它们和复发有何不同?

数个长期随访实验对未经矫治治疗的个体随访多年,这些研究显示牙齿终生都在移动。

增龄性改变的特征

普遍特征:

- 尖牙间宽度随年龄变小 (女性比男性更多)。
- 随年龄增长,拥挤将变得更加严重,特别是在下切牙段,这种现象很常见,但其他牙齿,包括上切牙也会受影响。
- 磨牙间宽度改变很少。
- 通常发生非常缓慢——数月到数年。
- 在青年和老年都会发生。
- 在"牙齿很直(整齐)"的个体也会发生。
- 智齿经常被认为是造成后期下切牙拥挤的原因,而现在我们知道拥挤的发生与是否有第三磨牙无关。

尽管也会发生其他改变,如覆盖或覆𬌗的改变,但最大的问题是我们无法预测哪个患者最有可能发生这样的变化。

区分复发和增龄性改变的重要性是什么?

最关键的一点是正畸治疗无法阻止牙齿在一生中的移动,不论对于拔牙矫治还是非拔牙矫治,没有区别。牙齿不会因正畸治疗就被终身固定在骨骼上。因此,这一点需要告知所有即将进行矫治治疗的患者。尽管当骨骼和软组织在重新适应的过程中,保持器能够帮助减少复发的量,但是从实践上讲,即使患者一直配戴保持器,也并不能保证任何一名患者的牙齿将永远不会在矫治后的位置移动。原因如下:

- 保持器(不论活动还是固定)有可能会坏,因此造成在保持器被修复或重新制作配戴前,牙齿的位置无法被充分控制。文献报道,实际上固定保持器有更高的失败率。
- 患者可能不会遵医嘱一直配戴保持器和(或)保持器可能丢失。
- 临床医生未充分告知患者。
- 随着长期配戴和使用,钢丝会被拉伸或刚度下降。因此,甚至当粘接保持器还粘在牙齿上并且没有任何明显的附件破损时,微小的改变已经发生,包括牙齿间的开口以及个别牙的倾斜。这些在现有文献很少报道,但这可能是由于缺少对患者的长期随访。而且只有近些年才有越来越多的患者配戴保持器。

虽然人们普遍认为固定保持器比活动保持器更为高效,但如上文所述,到目前为止这并不能被现有研究所证实。

特别容易复发的病例及为什么容易复发

有几种情况被认为是特别容易复发的:

- 扭转。
- 由于牙齿过小和(或)发育性牙缺失造成的间隙;中切牙间隙。

- 显著扩大的牙移动。
- 牙周病的患牙。

扭转

在牙扭转病例中，如前所述，复发的问题直接与软组织因素相关。当纠正牙齿扭转，如"分拆"两颗扭转牙时，牙槽嵴牙龈纤维（弹性纤维）看起来非常缓慢地适应新位置，而事实上或许从未完全适应新的牙齿位置。即便经过数月的保持，牙龈纤维中任何剩余的张力都极可能导致一定程度的复发。

为了减少复发趋势，一种名为"牙周韧带切除术"或"牙槽嵴上纤维切断术"的外科微型手术应运而生。该手术可以在局麻下进行，将手术刀片插入到龈沟内（直至与牙槽骨接触），并用刀片环切牙颈部。其目的是切断牙槽嵴顶上方插入牙颈部的纤维，以利于它们能适应新的牙齿位置。尽管这是一个简单的手术，操作也要十分小心，以免造成任何牙周问题，如牙龈萎缩。牙槽嵴上纤维切断术其实并不适宜用于下颌颊段牙列，因为与上颌颊段牙列相比，这些牙齿过窄，因此龈缘也过窄，因此造成医源性牙周损伤的概率也会增加。

然而，即使患者统一进行牙槽嵴上纤维切断术，研究发现扭转牙的复发仍然无法避免，而该群体的复发率约为 20%，而且会造成患者对外科手术产生厌恶心理。

由于牙齿过小和(或)发育性牙缺失造成的间隙：中切牙间隙

这里再次说明，缺乏软组织适应性是一个问题。虽然关闭 1~2mm 的间隙是可能的，且事实上是非常简单的（应用固定矫治器），但更大的问题是如何保持间隙的关闭。在关闭较大间隙时，这一问题看起来会更加严重。即使使用传统保持器，如粘接的保持器，任何保持器配戴的间断都会导致快速复发。

在先天缺牙病例，间隙保持器被越来越多地用于发育性缺失牙的固定修复体位置保持，而间隙保持器同样也是个问题。图 7.1 展示了一个先天缺牙病例正畸矫治后严重复发的例子。

为了帮助中切牙间隙的关闭，推荐并进行了系带切除术。有时这对某些患者有效，尽管如此，难点在于没有一种可靠的方法预测，哪些中切牙缝隙出现是由于肉质系带引起的，哪些不是。所谓的肉质系带可能的症状包括拉起上唇系带时切牙乳头变白，或在上前牙咬合片上可以见到在上颌两个中切牙之间的牙槽骨中有一个缺口。遗憾的是，这些方法都无法获得可靠的临床效果。而且研究发现，随着时间/年龄的增加，中切牙缝隙会自发减小。而由于先天缺牙造成的空隙不能认为是错𬌗间隙，这些间隙与系带附件间隙无关。

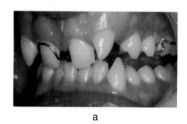 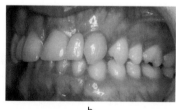 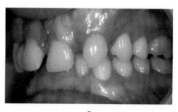

a　　　　　　　　　　b　　　　　　　　　　c

图 7.1　间隙开展而严重复发的例子——这一病例与先天缺牙有关。这个病例的患者经历了 2 年的固定矫治（加上咬𬌗板），以减小中切牙简单缝隙并为上颌侧切牙开阔间隙(a)。安放有粘接桥(b)，但遗憾的是，在一次医院治疗时，一个桥被麻醉师敲掉了，而几天之内左上尖牙再次迁移，而右上中切牙和左上中切牙分开。患者需要再次治疗。

显著扩大的牙移动

　　有些扩展是可以接受的。尽管如此，当牙齿倾斜到颊侧骨后方时会有复发，由于这会引起牙齿唇向散开，将导致没有牙尖交错的咬合。同样，当骨性原因的反𬌗被单纯采用牙齿移动的方法纠正时，复发也是不可避免的。在这些复发情况中，掺杂了骨骼、软组织和牙齿的因素。

牙周病的患牙

　　患有严重牙周病的患者，牙槽骨吸收，牙周软组织受影响。这意味着软组织平衡受到影响：由于失去牙周硬组织和软组织，来自舌和唇/颊肌的压力现在不那么平衡了。结果，牙齿倾向于移动到一个新的平衡位置。尽管如此，由于增加的骨骼和组织的更新（患有的疾病的结果），新的平衡无法到达而牙齿却能继续移动。此外，由于疾病造成牙周韧带的丧失，使得组织受到来自牙周韧带的压力也减小了。

　　如果在某个阶段牙周病被完全控制后，患者再进行牙齿的正畸排齐，结果也将会一直很不稳定。这是因为骨组织和软组织不能被替代，而在正畸牙周围的软、硬组织和口腔其他部位的软、硬组织始终存在着不平衡。如果不持续保持，将导致持续不稳定。

保持器的种类

　　目前保持器主要分为活动和固定两类。它们可用于上牙弓或下牙弓（多数情况为上下颌同时用），且有时这两种类型被用于同一患者，这是完全有可能并合理的。与下颌活动矫治器（此类主动型矫治器在下颌的矫治作用不明显）相比，下颌活动保持器效果非常好。这是因为后者是被动矫治器，因此，由于没有主动矫治力，这些矫治器脱落的可能非常小。由于下牙弓的固位效果较差，主动矫治力经常会导致下颌活动矫治器的脱落。

活动保持器

　　活动保持器主要有两类：哈利式保持器（变体保持器）（图 7.2）和真空成型保持器（VFR，图 7.3）。

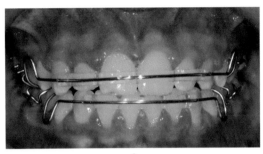

a

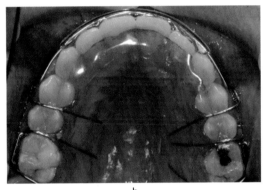

b

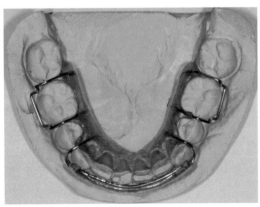

c

图 7.2　上下颌哈利式保持器的例子（这些矫治器的改进是在颊弓增加了丙烯酸材料，以提供额外的固位）。

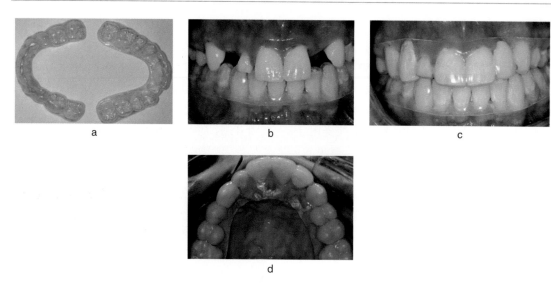

图 7.3　标准上下颌真空成型保持器的例子(a)，(b~d)改进了真空成型保持器以修复缺失牙。

哈利式保持器

制作

• 所需的是一个丙烯酸基托和根据患者牙齿定制而弯制的钢丝。

• 丙烯酸基托的制作和弓丝弯制的附件需要技师直接、手工在患者的石膏模型上进行。

• 因此，与真空成型保持器相比，哈利式保持器更昂贵且需要花费更多的制作时间。

优点

• 没有覆盖牙齿咬合面。因此，在主动矫治阶段后如果需要进一步的咬合"调整"（垂直向移动上下颊侧片段以相互接近），与真空成型保持器相比，这种类型的保持器允许这种移动而更让人满意。

• 哈利式保持器由于呈带状位于上颌前牙前方，所以能很好地被用于深覆盖内收病例的保持。

• 不影响患者进食，这一点非常重要。例如在正畸辅助治疗病例，上颌哈利式保持器上带有一个义齿作为患者牙列的一部分。

缺点

• 前牙部分没有很好地固位。就位和固位能被改进（如下，唇面基托），但不可能像真空成型保持器一样贴合。

• 与真空成型保持器相比，更昂贵，制作更加费时。

• 对牙齿垂直移动的控制较弱，而这在更复杂的固定矫治正畸治疗中是必需的。

• 在有间隙的牙列（如先天缺牙或中切牙间隙关闭病例），保持牙列间隙关闭效果比粘接保持器更差。

附件

经典的哈利式保持器包括：

• 上颌两个第一恒磨牙的 Adams 卡环（0.7mm 硬质不锈钢丝）。

• 上颌双侧尖牙之间的标准 U 形曲颊弓（0.7mm 硬质不锈钢丝）。

• 其他部分应包括上颌两个第二恒磨牙的咬合面（如果已经萌出），以防过度萌出。这对于需要每天 24 小时配戴的保持器来说很重要。

• 丙烯酸基托。

下颌保持器的设计同理。

尽管如此，为了克服上述缺陷，在日常操作中，改良设计会被经常用到。

改进

• **在唇弓上附加基托板**。目前经常会在上下唇弓使用透明的薄的基托。这样的基托板在两侧跨过唇弓 2mm。此装置位于尖牙近中邻面之间，将唇弓变为基托夹板：上颌切牙和尖牙近中则被基托和唇面基托夹在中间。除了改进了就位，唇面基托也提高了哈利式保持器的前牙固位。

● **环绕式改进**。这种改进能结合唇面基托一起被使用。取代跨过尖牙咬合面远中和前磨牙近中的 U 形唇弓，唇弓环绕了所有牙齿的颊面，在龈缘水平延伸并围绕了最后一颗磨牙的远中，即没有弓丝在原先拔牙的位置从唇弓跨过咬合面。这避免了弓丝有可能楔开任何拔牙间隙。

尽管如此，以上设计（称为 Begg 环绕式保持器）固位较差。因此，有些医生可能比较倾向在上颌双侧第一磨牙制作卡环，用 0.7mm 硬质不锈钢丝制作的唇弓更加牢固。这种设计可以和唇面基托结合。再次提醒，整个牙弓都包含在其中，包括前牙、后牙、颊侧，因此能够稳定拔牙间隙保持关闭状态，因为没有钢丝跨过拔牙部位。

真空成型保持器

制作

● 由于制作需要小心计时，加热和抽真空，所以需要特殊的设备。特别是真空–加热器是必须配置的，它的双阶段检测使其能更好地与牙面贴合。

● 实际就是一张塑料片被适当地安放在准备制作保持器的工作模型上。塑料膜根据临床需求设计的厚度以及性能不同，分为多种不同级别。品种有厚度 0.5~3mm 具有不同等级通透程度或不透明度的塑料膜。它们的耐用性为 1 年到 2 年。显然，真空热压的时间也受到塑料膜厚度的影响，如 20~50s。

● 模型需要用硬质材料，如石膏或高性能石膏。塑料薄膜在真空中加热，所以同时软化并向下吸到工作模型上。一旦获得合适的

形状，加热和真空装置将自动断开，冷冻装置启动，快速冷却塑料。这可以避免冷却过程中材料进一步变薄，且高效的收缩有利于保证保持器与模型的贴合。一旦完全冷却，将变成固位非常紧的保持器，整体剪裁后，小心从模型上取出。

● 随后修剪保持器成型，塑料延展刚好覆盖到颊侧、舌侧和腭侧的龈缘。用抛光和基托钻打磨边缘。

● 在技工制作单上提供保持器的设计，可简单地在牙弓上画出保持器外形轮廓，用于指示真空成型保持器包绕的牙齿。在很多病例，这个外形轮廓包括了上下颌的所有牙齿（包括第二磨牙）。

优点

● 与哈利式保持器制作相比，真空成型保持器需要的制作时间更短，因此更加快速和便宜。

● 在需要重做时，真空成型保持器比哈利式保持器更简单和快速。

● 由于其美观性较好，在患者中非常受欢迎。

● 由于真空成型保持器包绕全部上前牙唇侧，所以能够成功地保持深覆盖内收后的效果。

● 最近的临床研究（Rowland 等，2007）已经显示，尽管哈利式保持器有唇侧基托，至少在最开始的 6 个月，与哈利式保持器相比，真空成型保持器能更好地保持上下颌颊侧段的排齐效果。尽管如此，在上颌颊侧段仍有微小变化。

● 当患者有严重的咽反射时会很有帮助，因为它们不需覆盖腭部。

缺点

● 覆盖牙齿咬合面。因此，在主动矫治后如果还需要进行咬合调整，24 小时配戴这种保持器是无法实现的。

● 在牙齿垂直移动的控制上较弱，而这在更复杂的固定矫治器正畸治疗中是必

需的。

• 与固定保持器相比，在有间隙的牙列经矫治后的间隙效果维持上较弱（如先天缺牙或中切牙缝隙的关闭）。

• 吃饭时不能配戴，否则它们很容易被磨穿,因此需放在盒子里妥善保管(如下文所述)。

改进

这种保持器的主要改进适用于缺失牙齿的牙位需要被包括在牙弓中时，如在牙齿脱落或先天缺牙的病例(见图 7.3b-d)。这一改良非常美观，但如果患者吃饭时配戴保持器将会很快磨耗。事实上,由于糖/酸性复合物的危害，所有真空成型保持器在患者进食时都需要摘下，否则牙齿泡得太久将会导致非常高的患龋率和脱钙率。尽管如此,当不配戴保持器时牙齿仍能够移动（经常比主动矫治阶段配戴矫治器的时候还快）。如果间隙丧失,治疗将失败。

粘接型(固定)保持器

很多粘接型保持器是由多股(或同轴)不锈钢丝(硬质)制作的。它们包括多根、非常细的不锈钢丝，这些不锈钢丝能够交织在一起成为单根细丝。每根单根的弓丝直径变化时，弓丝的整体直径也会变化。尽管如此,整体上讲，所用的麻花丝圆截面直径为 0.00175~0.022 英寸(1 英寸=2.54 厘米)。图 7.4 显示了上颌固定保持器的例子。

固定保持器一般粘接在尖牙到尖牙之间(不论是上颌还是下颌，或者上下颌都用)。因此，这些多股丝能够在两个牙齿之间提供小的弹性(允许牙齿的生理性移动)。与以往使用小直径固定长度钢丝的保持器相比，这种做法的保持不太可能脱落。

技工室设计单会非常简单：在需要保持器覆盖的牙齿舌面或腭侧面画一条线。如果由于定位所需，需要有特殊制作的点，应在设计单上说明。例如：请在上颌双侧尖牙之间用

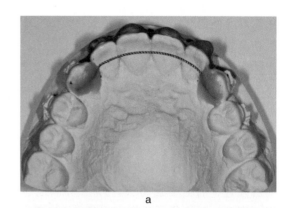

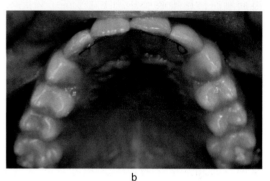

图 7.4 上下颌固定保持器的例子,蜡片粘接在工作模型上,准备好用于临床上的粘接就位(a)。口内上颌固定保持器就位(b)。

0.0175 不锈钢丝制作固定保持器。请把保持器设计得靠切端一些，特别是在上颌侧切牙之间,以免干扰咬合。

用光固化树脂把保持器粘接在牙齿的舌侧或腭侧，通常(并非所有情况)其固位于上颌尖牙到尖牙或下颌尖牙到尖牙（如左上尖牙至右上尖牙,或左下尖牙至右下尖牙）。所用的粘接剂成分和用于托槽的粘接剂是相同的。需要仔细地粘接,因为在粘接时需要牢牢控制保持器就位(避免任何误吸或误吞风险)。此外,牢固粘接需要充分隔湿，严格控制粘接材料在腭侧或舌侧合适的位置非常重要，如不允许穿透牙齿之间、咬合面或牙龈上。任何此类材料溢出都需要进行彻底清理，以保证患者的牙齿和牙周组织不受影响,可以使用牙线。有关细节请参考第 8 章固定保

持器的就位。

活动和固定保持器的对比

很多患者(甚至包括牙医和正畸医生)认为固定保持器优于活动保持器。尽管如此,事实上还是有点不一样,而现有证据还不足以让我们做出任何绝对的推荐。

此外,有些情况必须要用活动保持器,然而有些情况不得不用固定保持器。如固定保持器不能很好地控制住深覆盖纠正后的患者,因为下唇仍能够从腭侧顶住上颌切牙并将它们向前移动——不论牙齿是否被粘接在一起。同样,活动保持器不能很好地保持有较大间隙的牙列。这是因为要求患者无限期的 24 小时配戴活动保持器并不现实。事实上,长期全天的磨损是不利的,这对患者的牙齿和牙周健康不利。在任何病例,特别是哈利式保持器,其美观性较差,这将影响矫治治疗的主要目标。因此,使用活动保持器时,不戴保持器时间隙非常容易复发。当然,对固定保持器来说拆除后也是相同的,但从理论上讲,至少在粘接时它能够保持住间隙关闭。

然而,尽管还没有证据表明究竟哪一类保持器最好,但我们仍需认识三种不同保持

器的优缺点。表 7.1 总结了各种保持器之间的主要区别,包括前期讨论的增龄性改变,希望能阐明不论何种情况,任何保持器都不能保证患者能永远拥有整齐/位置正常的牙齿。

保持的效果

在需要使用保持器时,我们需考虑保持器的类型和其优缺点,患者每天配戴的时间和总体可以戴多久,以及如何保护保持器。

保持效果可被分为多种。这里分类的基础是牙齿移动的类型和配戴的时间长度。而且,公平地说,配戴时间的长度(以月或年计算)随着患者期望值的增加而增加。

例如,很多患者当得知他们的牙齿一辈子都倾向于在移动,并且随着年龄增长趋向于越来越拥挤(不管正畸与否)后,他们会问从长远的角度上讲是否可以持续配戴他们的保持器。这在很多病例中是可行的,但并不适用于所有病例。原因是长期或永久配戴保持器,如果口腔卫生条件较差,缺乏合理饮食和常规保健,保持器就会像一个主动矫治托槽一样损伤牙齿/破坏牙周卫生环境。因此,对某些患者,最好建议他们不要长期配戴保持器,原因将在下文禁忌证部分进一步讨论。

表 7.1　患者消费报告中涉及的保持器种类及其特点对比

保持器的种类	整齐牙列的保持效果	覆盖减小的保持效果	调整/维修或重新制作的难易程度	口腔卫生维护的难易程度(如患者是否可自行取戴)	牙齿位置的预期自行调整	间隙关闭的保持,包括伴有牙周问题的病例	抗疲劳或抗破损性能	美观程度
哈利式保持器	√	√√√	√√√	√√√	√√√	×××	√√√	×××
Essix 保持器	√√	√√√	√√	√√√	√	×××	√√	√√
固定粘接式保持器	√√√	×××	×××	×××	×	√√√ (理论上间隙关闭维持效果最佳)	√ (据报道失败率为 15% ~ 40%)	√√√

简单和有限牙齿移动后的保持

这可能包括患者短时间配戴的个性化定制、活动的或被动活动保持器，可用于简单病例，包括有限的牙移动和其他牙齿位置可接受的病例。

牙齿的跨𬌗移动

在一些阻断性病例，应用上颌活动矫治器推上切牙唇倾越过咬合，一旦获得覆盖后覆𬌗会很脆弱。在这些病例，最初不可能获得足够的覆𬌗和"天然的保持"（见下文）。在这种情况下，去除所有后牙的𬌗垫会更合理(促进牙齿排入咬合)，但要让患者继续全天配戴上颌活动矫治器到下次复诊。从这个方面讲，在多颗/单颗牙齿充分向前移动后，在复诊时弹簧或螺旋扩大器可能处于被动状态，所以功能矫治器其实只是起到保持器的功能。

在下一次复诊时，需要再次评估咬合，而覆𬌗需要重新测量。如果咬合还是很不稳定，则需要让患者仅晚上配戴并再复诊一到两次会比较合适。这意味着前牙/单颗牙需要被前移，但牙齿最可能是向相反的方向萌出，所以覆𬌗更能够完全重新建立。

如果在进一步复诊中发现仍然没有足够的覆𬌗来维持反𬌗的纠正效果，则需要取出活动矫治器，并接受完全或一定程度的复发。然而这就引发了另一个问题，矫正的计划是否被实现了，或者说一开始的设计是否合理。在对矫治效果的认识过程中，也受到来自患者/父母/监护人信息的影响。不可接受的是强迫或让一个儿童永久配戴保持器，以弥补医生诊断的不足。

当用上颌活动矫治器纠正了后牙反𬌗，通常需要要求患者继续全天配戴矫治器至少到反𬌗纠正后的第一次复诊。但在此期间，应去除后牙𬌗垫以利于颊侧牙齿进入咬合。此时，弹簧和螺旋扩大器可能都处于被动状态。在接下来的复诊中，颊侧牙齿的位置需要重新评估。但一旦牙齿牙尖接触，矫治器就可以去除。对某些病例，包括配戴活动矫治器的患者，保持超过 6 个月的时间似乎过长，因为这样的病例通常只需要牙齿颊向跨𬌗移动 2~3mm 即可小范围倾斜运动。

简单的单颌固定矫治病例

这类病例是指单颌固定矫治，如只有尖牙的颊向拥挤进行排齐之后，仅有尖牙需要保持的情况（仅有轻微或没有移动其他牙齿的必要）。在这种病例中，活动保持器较为合适，保持的要求是先 24 小时配戴几日，然后仅晚上配戴 6 个月后，保持器也许就可以被去除了。

固定矫治后的保持（多个牙齿的移动）

在上下颌固定矫治后，通常建议患者配戴保持器一年或以上，因为患者的大多数牙齿在承受矫治力后从其初始位置开始移动。保持器可以是活动的(如真空成型保持器)或固定的。目前，没有明确的证据证明究竟哪一种保持器的保持效果相对更好。所以，一些临床医生会建议患者全天配戴活动保持器 6 个月，然后仅晚上配戴 6 个月到 1 年。另一些会建议从拆除保持器开始仅晚上配戴，配戴一年。当然，最近随机试验证明，从拆除保持器开始仅晚上配戴 6 个月和全天配戴效果一样稳定。因此，仅晚上配戴可能更为合理，至少对常规病例是适合的，即不涉及多学科联合治疗、没有特殊危险因素的患者。

总体上普遍认同的是：

• 推荐最少 1 年的保持，并强调口腔和牙齿卫生保健，以利于更好地保持。

• 一般来讲可仅晚上配戴。

• 矫治前的间隙，后牙反𬌗的纠正和（或）扭转的纠正意味着需要延长保持周期，因为这种牙齿更易复发。

• 配戴活动保持器可以使保持时间减

少,或根据牙齿的情况保持。例如,如果 8 或 9 个月的夜间保持后效果良好,推荐间隔一个晚上戴一次。

与专业正畸医生保持联系:为什么我们需要知道何种情况为患者牙齿保持效果良好?

要求任何一名正畸医生对每个经过长时间治疗的患者进行随访是不太可能的。事实上,大多数情况是患者经过正畸治疗后被转回自己的牙医。然而,问题是越来越多的患者看起来(至少坊间传说)愿意配戴活动矫治器超过一年。因此,假设患者的牙医可以接手对患者保持器的维护和监督,通常更符合实际的做法是正畸医生把患者转回他们自己的牙医。然而,这个假设是有风险的,所以后续步骤显得有些理想化,而这一假设的可行性和真正实施只有满足以下条件才可行:

- 已经确认患者愿意持续配戴保持器。
- 患者已经体现出他们能够很好地保持口腔卫生。
- 患者没有过保持器损坏或丢失。
- 患者能够每次按期复诊。

正畸医生可以把患者转回他们的牙医并给牙医写一封信,这封信应包括:

- 原始的错殆畸形情况和治疗概要总结。
- 主动矫治是从何时结束的。
- 已经给患者配戴的保持类型、配戴方法和维护说明,如患者上下颌配戴真空成型保持器,并嘱咐患者如果要保持牙齿尽可能整齐需要隔天晚上戴一次,配戴的时间应尽可能长。
- 建议提醒保持器的复诊时间,如每 6 个月一次。
- 正畸医生最好能够强调需要特别检查

的点,如:

- 评估保持器配戴情况。
- 评估保持器是否有损坏——这有可能很细微,特别是对固定保持器。在此类病例中,粘接剂的斑点常会从牙齿上脱落,留下 < 0.5mm 的间隙,对肉眼来说,这只有当气体吹过腭/舌侧牙釉质和粘接剂斑点之间闪闪发亮的水珠时才会被发现。
- 评估牙齿和牙龈的健康情况;如果探诊出血或有龋洞,是由配戴保持器造成或加剧的吗? 这些问题能通过改善饮食或口腔卫生来纠正吗,还是需要进行口腔卫生医生的预约转诊呢?
- 其他信息也很有帮助,如有关固定保持器修复的小知识。
- 正畸医生应告诉全科牙医在什么情况下可以终止并取掉(在活动保持器病例)或拆除(在固定保持器病例)保持器。例如,与保持器相关的牙齿健康问题没有办法得到解决,那么从患者的利益出发,最好的建议是告诉患者的牙医可以停止保持或拆除保持器。这意味着可能会增加牙齿复发,但是比起一颗或多颗牙的健康或寿命减短更容易让患者接受。在任何情况下,再次正畸是不合理的,因为进一步的正畸治疗会导致保持阶段过后牙齿的进一步移动。

总体来讲,当患者转回到他们原来的牙医,他们很可能会至少每周 2~3 个晚上单颌或双颌继续配戴活动保持器和(或)固定保持器。

活动保持器理想的保持方式还未基于科学证据被定义出来。然而,经过 1 年的保持后,如果患者希望更长时间配戴活动保持器,那么根据个人经验,每周戴 2~3 个晚上似乎是比较合理的保持方式。而每周只戴 1 个晚上的保持方式看起来会增加牙齿移动的可能性。同样,很多希望继续配戴保持器的患者发现,有规律的配戴方式是有帮助的,而且认为每周配戴 2~3 个晚上是可以达到效果的。对于某些患者,如果要使保持的效果更稳固,则需要每天晚上持续配戴。

保持的禁忌证

尽管多数上颌活动矫治器用于阻断性治疗,但在个别情况中它们发挥保持的作用。然而,若患者出现下列情况之一,或与下列情况相似的情形,则不能进行保持。

理论上,每名经过固定矫治的患者进行至少一年的保持都是有益处的。但是也有例外,即当保持较长一段时间不切实际或属于禁忌证时:

- 患者由于口腔卫生差而导致矫治需要尽早放弃时。
- 患者由于在主动矫治时经常出现矫治器破损而需要尽早放弃治疗的情况。

在这些情况,由于治疗没有完成,牙齿的位置很可能不稳定。因此,很少或没有理由需要保持住牙齿,因为它们的稳定性不可能增加。此外,对咬合来说,较好的牙尖交错是非常有利的,即上下颌牙齿颊尖可以从咬合覆盖中释放出来,这样可以让它们向对方进一步移动,但保持器会阻止这种自发而有利的改变。同样,有时牙间隙也会被自然地关闭一些,但这会被保持器所阻挡。

在其他情况下,保持也会是禁忌证,包括:

- 在拆除固定矫治器时在矫治器底下或周围发现患者有严重的脱矿或龋坏。

- 患者复诊情况较差,医生对保持器的监控就会受到严重影响,如果很少配戴保持器或完全没有医生监控,那么可能会损伤牙齿健康。

当然对于有些患者,矫治结束后,刚开始保持器可以像主动矫治器一样正常就位,但接下来一段时间后会像主动矫治器一样脱位而不得不终止保持。这种情况经常是由于在保持阶段牙齿健康出现问题,而患者不能(不愿意)寻求帮助解决而产生的。

自然保持

这里指的是不需要保持的间隙,这是有可能实现的!有一种情况是可以肯定不用保持的,即当切牙被跨𬌗推出来而具有足够的覆𬌗维持住效果(至少2mm的覆𬌗存在)时,那么保持会是多余的。在这种情况,上颌活动矫治器已经起到作用,进一步的保持毫无意义,因为关键在于覆𬌗是否能够保持住矫正后的效果。

(黄兰 吴晓绵 张赫 译)

参考文献

Rowland H, Hichens L, Williams A, *et al.* (2007) The effectiveness of Hawley and vacuum-formed retainers: a single-center randomized controlled trial. *American Journal of Orthodontics and Dentofacial Orthopedics* **132** (6), 730–737.

第 8 章
保持器的配戴与检查

本章就正畸主动矫治完成后，开始配戴保持器需要检查的事项提供指导。但前提是患者上下颌固定矫治按计划圆满完成。

多数患者在开始配戴保持器后 3 个月未到医生处复诊。然而理想的状态是，在这个保持治疗的重要阶段，患者如果能够早期复诊（首次配戴保持器 4~6 周后），或许可以确保其对于保持器的配戴不存在困难和误解。遗憾的是，由于医生或患者自己未重视早期复诊的重要性，患者错误的保持器配戴方式未被及时发现与纠正，或者患者完全没有配戴保持器，导致整整 2 年的保持作用微乎其微，以至于牙齿快速、明显地复发反弹。因此，医生确保患者充分意识到保持阶段的必要性和重要性极其重要。

学习成果

阅读本章后，你应该：
- 能够向患者解释常规保持器复诊的重要性。
- 掌握保持器检查的技巧。
- 掌握保持器简单调整的技能。

活动保持器的初次配戴

与所有矫治器相似，当医生从技工室收到保持器时，应进行基本的检查：
- 确认保持器的标签与患者姓名一致。
- 该保持器已按照医生的设计单进行制作。
- 该保持器在模型上能顺利就位。
- 工作模型没有明显损坏，这可能不适用于真空压膜保持器，因为在剥离压膜保持器时可能会破坏工作模型。

此外，当上述要求确认无误后，还应该检查保持器是否存在锐利边缘或突出的瘤子，以免使患者感到不适甚至给患者造成伤害（见第 4 章）。

哈利式保持器的口内配戴检查（见第 4 章）

保持器应该在牙齿周围完全就位，唇弓（可加胶或不加胶）应适当紧贴前牙，在牙齿与弓丝或胶基托之间没有明显的空隙。

保持器不能完全就位

如果保持器制作精良应该能够获得良好就位。然而，如果牙齿周围的基托没有进行足够的修整，保持器则很有可能不能完全就位。如果上述情况发生，通常基托的前磨牙和磨牙区域需要进一步修整。基托到殆面的距离也应该予以关注。例如，如果基托太靠近殆面导致保持器无法完全就位，则应使用打磨钻和直机来修整前磨牙或第一恒磨牙颈部的基托，使其边缘仅位于牙齿腭侧面的 1/2。

保持器不能完全就位的另一个原因可能是基托顺着卡环臂跨过接触点之间的区域。在这种情况下，应通过使用 Adams 钳的钳喙去除多余的胶。

当然，基托修整应在口外进行。在修整开始之前，患者、医生以及护士均应该配戴眼罩。

保持器固位不佳

如果保持器能够顺利贴合但固位不佳，通常有两个简单的解决方法：

• 通过使用 Adams 钳对 Adams 卡环加力，使其更多地进入倒凹区。应在每条卡环臂的颊侧最凸点夹持，并且将箭头向下弯曲，达到 Adams 卡环更多进入倒凹区的目的。

• 除对 Adams 卡环进行调整外，还可以对唇弓进行调整。这主要取决于保持器的固位不良部位。

图 8.1 展示了保持器的不良就位，唇弓松弛以及调整办法。如图所示，当增强固位力时，则可能需要重新定位唇弓。因为将 U 形曲的两臂收紧时，唇弓有向殆方移动的趋势，所以唇弓的调整很有必要。随着唇弓逐渐向切端移位，患者在接下来的复诊中可能会诉求不适，因为这种情况可能会导致配戴过程中保持器固位不良，也可能与下颌保持器造

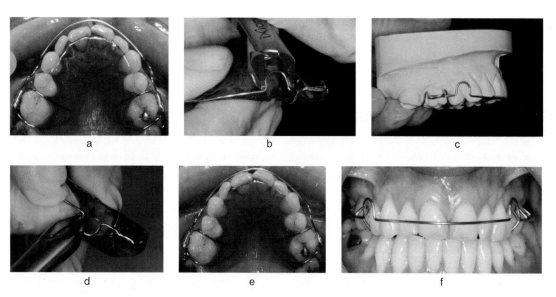

图 8.1　保持器就位不良，唇弓松弛（a）。为使唇弓收紧，可用 Adams 钳或簧弯制钳轻力挤压 U 形曲：将 U 形曲置于钳喙之间，用轻力将其关闭或靠紧（b）。该操作可以使唇弓更贴近牙齿，但需要精细操作，并尽量确保两侧加力对称，以防因弓丝扭曲导致保持器无法就位。当固位力增强后，可能需要进行唇弓的重新定位。这可能是因为 U 形曲被夹紧后，唇弓有向殆方移动的趋势。该操作可以使唇弓更贴近牙齿，但再次提醒需要精细操作，并尽量确保两侧加力对称，防止因唇弓扭曲偏向一侧导致保持器完全无法就位（c,d）。调整好的保持器（e,f）。(Photographs courtesy of Simon Littlewood and Carol Bentley.)

成咬合干扰。为避免上述情况发生,应调整 U 形曲使前牙区的唇弓移向龈方。通常可以采用 Adams 钳将 U 形曲近中部分的弓丝向龈方推压,使唇弓位于切牙牙冠的正中或尽量靠近正中。

保持器不能就位

如果一个新的保持器不能就位,除了应进行上述检查和调整外,还应该在工作模型上进行检查。如果在工作模型上就位良好但在口内不能就位,则应该考虑以下原因:

- 取模后,尚未配戴保持器之前,口内有一颗或多颗牙齿出现移位。
- 在取模过程中或其后的操作中使模型变形或损坏。

如果出现上述任一情况,则应重新取模制作保持器。

真空压膜保持器的配戴检查

保持器应该在所有牙齿周围就位良好且无回弹现象,且该保持器的边缘应延伸至唇颊侧或舌腭侧的龈缘之上。通常,这种保持器会与牙齿贴合得非常紧密,为避免初次取戴时患者不适,故于口内配戴前应向患者充分解释。

当在口内就位保持器时应非常谨慎:如果在就位过程中看见保持器紧紧地压迫牙龈(导致压迫区域发白),这可能会使患者感到疼痛,故应立即停止就位并及时移除保持器。再次尝试就位之前,上述压迫牙龈的区域应进行修整。如果保持器的边缘过度伸展至牙龈或进入倒凹区,则应使用剪刀修剪,再用直机和轮形石抛光,或者可以用轮形石在保持器相应的内侧面修整缓冲。在进行操作时应特别注意,因为这种保持器的材料很薄且容易磨穿。

当保持器就位后应询问患者的感受,是否存在特别紧或疼痛的部位。如果存在,

则需再次进行上述调整步骤。此外,保持器就位后,还应检查保持器周围牙龈是否存在压白点,如果存在,则需进行该部位的修整。图 8.2 为一个新的真空压膜保持器就位及摘除后造成创伤的实例展示。如果在保持器就位过程中,明显发现保持器不能就位或不能完全就位,除考虑上述调整方法外,与哈利式保持器类似,也需考虑以下因素:

- 取模后,配戴保持器之前有一颗或多颗牙发生移位。
- 在取印模过程中由于牵拉等操作导致印模变形或损坏。

若出现上述任一情况,则需重新取模制作新的保持器。

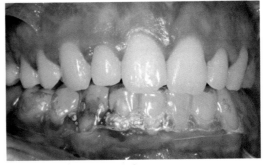

a

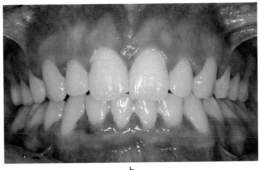

b

图 8.2　在拆除固定矫治器后,真空压膜保持器造成牙龈发白及出血(a)。当取出真空压膜保持器后,需修整部位显而易见(b)。

粘接型保持器的配戴与检查

粘接型保持器的检查

在进行粘接之前，保持器应首先在口内进行检查。

下列检查非常重要：

• 粘接型保持器应与相应牙齿的舌侧或腭侧贴合。

• 保持器尽可能远离牙龈（但唇侧不可见），使患者能够最有效地清洁。

• 不能对牙齿主动加力。

• 不能造成咬合干扰。

若出现上述任一情况，则应重新调整或重新制作保持器。

在粘接保持器之前，应进行咬合检查，以确定是否能为保持器提供足够空间，此检查主要针对上颌前牙，应该在主动矫治阶段，固定矫治器尚未拆除之时进行。若有必要，可使前牙的覆𬌗适当减小，以有利于粘接型保持器的就位。

在粘接保持器之前，需首先在口内仔细检查。提前将相关牙面完全干燥后，仔细地将保持器放置于相应位置，并用镊子或指尖紧紧固定。

保持器的粘接

在粘接时，可用多种技术辅助保持器的准确定位：

• **牙线的使用。**在粘接型保持器放置的区域，选择至少两个邻间接触点，将适当长度的牙线放置于接触点之下。在保持器仔细放置就位后，把牙线的一端从舌腭侧钩绕在保持器的上下方再穿到唇侧，最后将位于唇侧的牙线两末端拉紧。当多个牙线被这样放置拉紧后，可将保持器准确定位在相应位置上。

• **正畸口内弹性牵引的使用。**此用法类似牙线，应将弹性牵引放置在保持器粘接区域至少两对牙齿之间。选择的两对牙齿应分别位于保持器粘接区域的左右两端，在保持器就位之前，于所选牙的牙冠上方拉伸小皮圈，然后使之恰好进入邻牙接触区下方。然后将保持器仔细就位并穿过弹性牵引，再把每个弹性牵引从牙冠的舌腭侧拉向唇侧来固定保持器。中间的牙齿也可能需要使用弹性牵引辅助固位，这主要取决于上述步骤保持器的就位情况。粘接过程可以使用酸蚀粘接技术进行。

• **个性化托盘的使用。**此法即在粘接保持器时用托盘将保持器固位。该托盘为个性化设计和制作的，大部分放置于牙齿的舌腭侧。然而，将托盘的边缘伸展至唇侧更有利于其最终准确就位。在粘接时，个性化制作的托盘使用方便，且能使保持器更安全、准确地就位，粘接过程同样使用酸蚀粘接技术。

如果需将粘接型保持器粘接于一侧尖牙至另一侧尖牙间所有牙齿的舌侧面，通常会选择将制作的托盘放置于中切牙的舌腭侧进行保持器固位。因此，保持器的两个末端均暴露，在确认保持器就位准确的情况下，可以直接将其粘接于尖牙上（可包括侧切牙）。当保持器暴露的部位被粘接后，方可去除托盘。应特别注意，只有托盘制作精良，才可顺利去除，且能避免已经粘接的保持器脱落。图 8.3 为硅橡胶托盘示例。

个性化托盘有多种，如丙烯酸托盘或硅橡胶印模材料制作的托盘，后者因价格便宜、制作方便，与牙齿贴合良好而更受欢迎。此外，因其固有的弹性也令保持器能够更好地剥离从而优于过于坚硬的丙烯酸托盘。

这些技术的更多细节请详见本章最后的参考文献部分。

当保持器被粘接固位后，用牙线检查邻面接触非常重要。特别是用硬度强化的牙线穿过保持器的龈方来清洁这些区域，同时检查邻牙接触区是否残余粘接材料。普通牙线可用来检查接触区𬌗方至保持器的部分。任何多余的粘接材料均应该被去除，以防菌斑

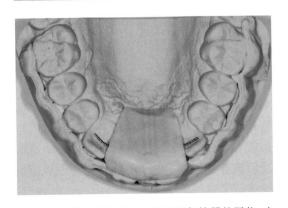

图8.3 硅橡胶托盘可安全地用于保持器的固位,应首先粘接保持器暴露的两末端使其固定在牙面上,然后剥离个性化托盘,暴露保持器其余的部分。这可以避免在粘接保持器的过程中保持器从舌腭侧滑脱。

堆积,可以采用带有粘接剂去除磨头的直机,选择合适角度来实施,或者采用刮治器械去除。

上文提及,在粘接保持器之前应进行咬合检查,以确保有足够的粘接间隙,此外,当保持器粘接后还需进一步进行更重要的检查,即粘接型保持器不会造成咬合干扰。可要求患者咬合及配合咬合纸来检测。检测出的任何咬合高点均应被消除,再用咬合纸反复检测和直机调磨,直至完全没有咬合高点或咬合痕迹非常轻微,同时应确认患者感觉咬合满意以及不存在任何锐利的边缘(图8.4)。

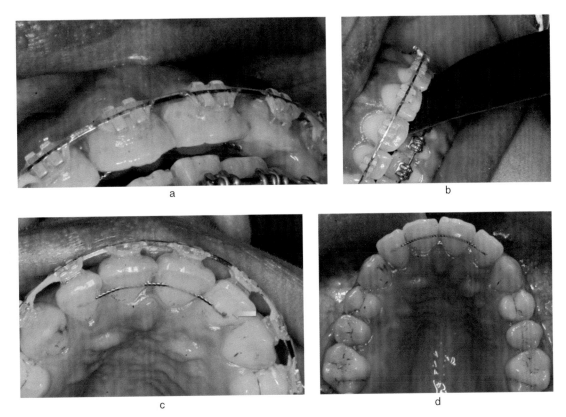

图8.4 粘接型保持器咬合的检查。可见一颗下颌切牙咬在上颌粘接材料上(a)。采用咬合纸并要求患者进行咀嚼运动,可明显看见咬合高点(b)。咬合高点为箭头所指处(c)。用直机调磨消除咬合高点(d)。当然,若有多个咬合高点存在,这些高点均需要调磨。在这种情况下,应将固定保持器去除。(Photographs courtesy of Simon Littlewood.)

复诊：保持器有效吗？

在配戴任何类型的保持器后，安排患者适时复诊非常重要。简单地将保持器直接寄给患者，并期望他们不存在任何问题地顺利配戴，或者将患者转交给家庭医生并希望他们来处理保持器（详见第 7 章关于与患者家庭医生工作交接的处理）都是不可行或不负责任的做法。

进行积极正畸治疗的医生应完成接下来的复诊工作，时间最好持续 1 年。首先，我们将探讨复诊的"规范"，然后再探讨复诊时应进行的检查，以确保保持器起到保持效果。

复诊

以下为推荐的复诊"规范"：

1.当完成保持器配戴后，应向患者详细介绍保持器的配戴和日常维护方法。此外，应要求患者初次配戴保持器后的数周和 3 个月复诊，并应反复向患者交代和强调保持阶段对于正畸治疗的必要性和重要性。正如前文所强调的，一旦患者未按要求或指示正确地配戴保持器，牙齿将会在非常短的时间内复发、反弹。所以，通过要求患者初次配戴保持器数周后复诊的方式，医生可以在出现任何问题前及时处理患者对于保持器配戴的问题和误解。这也可以再次向患者传递一个信息，即保持阶段非常重要，如果不按照医嘱配戴保持器，则牙齿很容易移位、反弹。

患者配戴保持器后的初次复诊如果超过 3 个月就可能会带来一些问题。因为在这个时间段之后复诊，患者关于保持器配戴的误区会得不到及时、有效的纠正，并会由此而产生不可逆的后果。这些问题意味着保持器将无法正常配戴，当患者再次复诊时，牙齿的复发就很明显了。

2.若首次复诊按计划顺利完成，那么将

第二次复诊间隔时间延长到 3 个月甚至 6 个月都是合理的。当然，应告知患者若在复诊间隔时间内出现任何问题，应及时联系医生解决。若患者能够自觉在某些情况下尽快复诊是最佳的，如保持器出现固位不佳或破损时，否则将导致相关牙齿的移位。上述情况下，若患者不能在数周甚至数月内复诊，由此产生的后果会是不可逆的。相反，若患者能早期复诊进行调整处理，则可以避免上述情况发生。

3.若第二次复诊按计划顺利完成，则建议 3 个月甚至 6 个月后再复诊。然而也需再次提醒患者，若在下次复诊前出现任何问题，也应及时联系医生尽早处理。

复诊应检查的事项

在配戴保持器后首次复诊中，建议询问患者以下问题：

- 患者配戴保持器的情况如何。
- 患者对于保持器的配戴是否存在疑问。
- 患者配戴保持器的时间（注意：不要进行诱导性的提问，如"你是否按照我说的每天晚上配戴保持器"，因为这将暗示患者回答"是的"，即使他并没有这样做）。

若患者不存在任何问题，接下来应：

- 医生亲自检查患者的保持器是否贴合。
- 检查活动保持器是否对黏膜造成刺激或溃疡，如舌系带附近。可能患者口内无明显的自觉症状。若发现溃疡迹象，则应对保持器的相应部位进行缓冲。

口腔卫生

在对无论何种类型的保持器进行检查后，下一个重要步骤便是评估患者的口腔卫生状况。在探诊出血部位，应使用牙周探针再次检查，除了应注意菌斑的形成情况外，也应该可视化评估牙龈的情况，例如，记录牙龈是否水肿或发红。然后，医生将检查情况反馈给患者非常必要，再按情况决定是否需进行刮治或口腔卫生指导。患者良好的口腔卫生需给予肯定和鼓励。然而，如果患者口腔卫生差或相对较差(谨记：任何正畸矫治器均会使口内患龋病风险增高)，则不仅应向患者强调这一情况，还应在病例中做详细记录。例如，在接下来的复诊中发现口腔卫生仍然很差，这种情况则不应被忽视。事实上，建议患者采用治疗手段提升口腔卫生很有必要。相关建议和步骤详见第 9 章的大纲。

保持器的保持效果检查

接下来应该检查保持器的保持效果。对于真空压膜保持器，医生可以进行的操作很少，需要强调的是，在首次配戴时应确保保持器就位良好。若首次配戴时就位良好，而配戴后第一次复诊时发现保持器不能顺利就位，则表明患者可能未遵医嘱进行配戴。这种推测是合理的，正如前文所述，当正畸主动治疗完成去除固定矫治器后，牙齿处于非常不稳定的状态。如果没有合适地配戴保持器，颌骨及牙龈没有足够的时间进行重建，那么牙齿将会轻易地、快速地反弹。显然，此时医生需要询问患者本人/父母/监护人其未能配戴保持器的原因。若只因为患者自身原因拒绝配戴保持器，那么医生应再次向患者解释不按要求配戴保持器可能造成的后果，并向患者充分解释其应对自己的决定和行为负责，因为再次治疗通常是不被接受的。

对于哈利式保持器（与真空压膜保持器不同），再次复诊前其固位力通常会减弱，因为与其他活动矫治器类似，多次取戴保持器会使卡环臂或其他部位轻度变形，造成固位力逐渐减弱。然而，通过使用前文提及的卡环臂和唇弓调整办法，固位力能得到增强。

保持器的维护

当然，对于粘接型保持器，患者的合作主要围绕保持器在口内的维护而不是配戴。医生应非常仔细地检查保持器是否存在脱粘的部分(图 8.5)。在这个病例中，通过一个尖的探针在每个粘接材料团的边缘探诊有助于检测脱粘情况。在牙齿脱离保持器至少 1mm 的位置，保持器明显的变形或脱粘较为容易发现。然而，临床上常见的是当保持器脱粘，因牙面与粘接材料间的空隙非常细微很难被观察到。通常，可以通过在每个粘接材料团的周围吹气，观察牙面与粘接材料团之间是否有唾液薄膜形成来判断。此外，尖的探针也可以作为辅助手段，可将其在每个粘接材料团的边缘探诊辅助检查是否存在间隙。有时，复合染色也可以作为检测脱粘的一种手段，但这种方式通常会花费较多的时间。

一旦发现脱粘的情况，应进行修复，详见第 9 章。

保持效果的评价

最后，医生应评价保持器发挥的功能。这就需要医生评估牙齿的排列与咬合是否按计划得到维持。只有当医生掌握患者最初的错

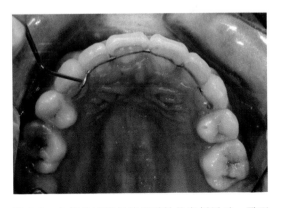

图 8.5　上颌粘接型保持器脱粘的实例展示。牙面与脱落的粘接材料团之间的间隙可能非常微小，通常只有通过在每个粘接材料团的周围吹气，观察牙面与粘接材料团之间是否有唾液薄膜形成来判断。注意：通常患者对于类似的脱粘毫无感觉。这里展示的粘接型保持器是由单股(而不是多股)弓丝弯制而成。

殆畸形情况时，才能够对应该进行保持监测的部分做到心中有数。例如，在正畸矫治前，患者为安氏Ⅰ类错殆畸形，那么保持的主要目的和保持阶段中需要注意的则是维持牙齿良好的排列，因为患者出现深覆盖的可能性不大。再如，患者在正畸矫治前为安氏Ⅱ类1分类错殆畸形，那么保持阶段评估覆盖的情况相当重要。

此外，还有其他方面需要评估。例如，将患者腭侧异位萌出的尖牙牵引排列到位后，那么除需评估牙齿的整体排列外，与之前异位尖牙相关的覆殆也非常重要。此时，已将上颌尖牙与下颌尖牙调整为中性关系。然而，因腭侧瘢痕组织（尖牙开窗术所致）的收缩，可以导致尖牙的位置一定程度的复发，特别是使尖牙压低而导致覆殆减小。如果患者配戴活动保持器，将不能预防上述覆殆减小情况的发生，因为活动保持器不能在垂直方向上维持牙齿。因此，牙齿可能存在复发成反殆的风险，因为减小的覆殆将不能充分抵抗腭侧瘢痕组织的牵拉力量。在这种情况下，每次复诊时都需要评估患者的覆殆，如果医生没有足够了解之前的错殆类型，那么可能将忽略这一问题。当上述情况发生到一定程度，医生注意到减小的覆殆时往往为时已晚。然而，如果在牙齿健康的情况下，医生能够在早期意识到粘接型保持器能够预防上述因覆殆减小而出现反殆的可能性，那么将避免此类情况的发生。

综上所述，对医生的建议如下：
- 明确患者正畸前的错殆畸形类型。
- 每次复诊时评估和记录患者的牙列情况。
- 记录覆盖的变化情况。
- 记录是否出现拔牙间隙。
- 记录咬合关系的变化情况，例如，从颊面观相应牙齿后牙磨牙关系的变化。

其他需要关注的方面将取决于正畸前的错殆畸形类型。

活动保持器的长期随访

活动性保持器

配戴保持器约1年后，因患者自己的意愿或医生建议患者继续配戴（注意：患者的牙齿健康状态能维持且依从性较好），那么保持器配戴的时间可以减少。长期隔夜配戴而不是每夜配戴的效果可能更令人满意。大多数病例显示，若每周只有一晚配戴保持器可能不能充分地减小牙齿移动。每年复诊两次保持器通常也是合理的，对某些患者来说，每年复诊一次可能更好，但需要提醒患者当出现任何问题时应及时联系医生处理。

粘接型保持器

在第一年保持器配戴满意后（即没有破损或脱粘现象，且牙齿健康状况良好），可以建议患者每年复诊1次。需再次强调的是，患者需明确当出现任何问题时应及时联系医生处理。

相反，若患者配戴期间经常出现问题，那么医生应视出现的问题类型和程度，建议患者多次复诊，但持续时间不可过长。因此，当持续出现问题时，医生需决定是否暂停保持以进行相应的处理。

保持器与配戴问题的更多细节详见第9章。

（郑蕾蕾　张赫　刘杉　译）

参考文献

Hobson RS, Eastaugh DP (1993) A silicone putty splint for rapid placement of directly bonded retainers. *Journal of Clinical Orthodontics* **27**, 536–537.

Shah AA, Sandler PJ, Murray AM (2005) How to . . . place a lower bonded retainer. *Journal of Orthodontics* **32**, 206–210.

Fitting a fixed/bonded retainer. Available at http://www.ncl.ac.uk/dental/ortho/Ret-fix.htm (accessed 13 August 2012).

第 **9** 章

保持器可能出现的问题及如何分析解决

前面关于保持器和保持的章节为我们讲述了为什么需要保持器,保持器的种类,如何检查和调整保持器以及在随访中保持器需要检查的部分。接下来,我们将讨论长期保持后会发生什么,哪些地方可能出现问题,如果可以,需要通过什么方法来解决这些问题。

学习成果

阅读本章后,你应该能:
- 解释与保持、保持器相关的主要问题。
- 指导患者处理保持器相关问题。
- 向患者解释实际上他们可以从正畸治疗以及接下来的保持中获得什么。
- 向患者解释为什么保持可能需要被终止。

活动保持器可能出现的问题及如何分析解决

活动保持器可能出现多种问题。一种简单、临床实用的问题分类方法如下:

- 患者意识到的问题。
- 患者可能未意识到的问题。

所有可能出现的问题,不管是直接或间接,最终都会对牙列的整齐度能否被保持产生影响,还有就是对牙列复发的可接受度是什么。此外,至少在英国,在许多诊所中,患者可能需要支付费用,如更换或修复保持器。

患者意识到的问题

- 不贴合。
- 不整齐。
- 不舒服。
- 患者缺乏积极性。
- 损坏。

不贴合

如果事前对患者进行适当指导,他们将可能自己发现哈利式保持器或真空成型保持器不能很好地贴合。出现这种情况的原因是保持器摘戴会使真空成型保持器的塑料轻微变形,或是使哈利式保持器上的卡环松弛(图9.1)。如果是这种情况,患者很可能会联系他们的正畸医生或牙医,即负责监督和维护他

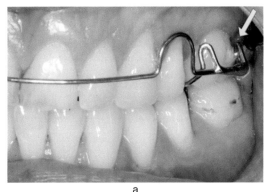

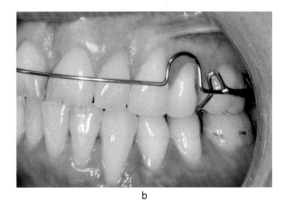

图 9.1　常规配戴改良哈利式保持器后 Adams 卡环松动（**a**，箭头处）。这个保持器的唇弓是焊接在 Adams 卡环的横臂上的。卡环调整加紧后 (**b**)。(Photographs courtesy of Simon Littlewood and Carol Bentley.)

们保持器配戴的人员，以便根据情况调整或重新制作。

不整齐

当然，牙齿排列整齐度的变化可能由保持器不贴合引起，因为患者可能没有及时复诊去调整/重新制作保持器。患者可能可以接受此类情况下出现的牙齿排列改变，除非是准备重新治疗，或是在一定范围内采用真空成型主动矫治器（VFAA；见第 11 章）重新排齐发生微小复发的牙齿。然而风险是永远存在的，排列整齐的牙齿在将来总会发生一定变化。任何患者如果再三要求再治疗都是不现实的，从牙齿健康方面考虑也不应如此。

相反，牙齿位置长时间保持后非常微小的变化可能不会被患者察觉，因为他们每天都看到自己的牙齿。患者不会永远配戴保持器。因此，晚上配戴或隔天晚上配戴保持器可能会使牙齿发生一些移动。当然，患者也可能偶尔忘记配戴保持器。正是这些原因导致无法保证永远不会有任何的牙齿移动——即使在患者配戴保持器期间（图 9.2），不管是活动还是固定保持器。与固定保持器相关的问题将会在接下来进行讨论。再次强调，处理这些问题的主要方法是在最初的知情同意阶段向患者/父母/监护人解释治疗结果的预期，什么是可以实现的，什么是不能实现的。保持器可以使牙齿的移动最小化，但不能保证消除所有牙齿位置改变的可能性。

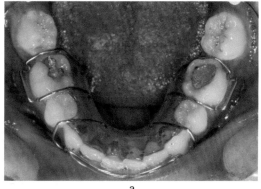

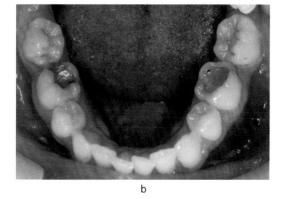

图 9.2　即使隔天晚上配戴哈利式保持器也会有微小的牙齿移动。(a)配戴保持器；(b)不配戴保持器。常规配戴保持器约 2 年后这些变化会逐渐明显。

不舒服

活动保持器可能会擦破龈沟或牙龈，特别是配戴初期。最常见的是下颌哈利式保持器发生在舌侧龈沟的破损。应鼓励患者继续配戴保持器，但应尽快复诊进行调整。这样医生可有很大的机会判断问题出现的准确位置，也可以使保持器调磨最有效。此外，坚持配戴保持器也会使牙齿移动风险最小化。

哈利式保持器可以用直机和磨头进行调整。配戴真空成型保持器可能会有摩擦或刺激牙龈。真空成型保持器的调整已在第8章讲述。

患者缺乏积极性

如果患者不能按要求配戴保持器，就只有警告他们不配戴保持器可能出现的后果，也就是牙齿很可能发生位置变化，他们也必须接受这样的后果。

当然，缺乏积极性也可能以其他形式表现出来，如口腔卫生维护较差或保持器损坏。这些问题将另外讨论。

损坏

如果患者发现保持器有任何破损，应尽快通知他们的主治医生根据情况安排修复或重新制作。很明显，如果保持器坏了，就不能很好地保持牙齿的排列（图9.3和图9.4）。

重要的是接诊的临床医生需要判断保持器的破坏是由于摘戴（如长时间良好配戴后折裂）还是由于不小心或是缺乏积极性。如果是后者，应与患者/父母/监护人进行沟通，确保他们完全意识到自身行为的影响，如果不考虑任何其他因素，今后的修复/重新制作都无法保证。在极少数情况下可能需要终止治疗（见下文有关保持管理/终止治

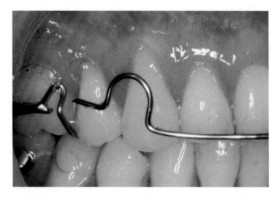

图9.3 唇弓损坏。改良哈利式保持器的唇弓与Adams卡环横臂上的焊接处断裂。显然，如果不修复，会影响保持效果。(Photographs courtesy of Simon Littlewood.)

疗的讨论）。

患者可能未意识到的问题

牙齿健康：龋坏和牙周问题

活动保持器与其他口内装置，如局部义齿或修复桥一样会自动增加口腔细菌堆积和菌斑滞留的因素。因此，龋齿和牙周疾病在配戴保持器的患者中更容易出现。这是事实，尽管保持器能够而且必须取下以利口腔清洁的维护。然而，这并不意味着患者的口腔卫生、饮食习惯（后者从龋齿的观点出发）良好。

因此，活动保持器相较于固定保持器而言的一个优势是它们可以取下清洗。尽管有这一优势，但并不能认为口腔健康不会受到影响。具体地说，受影响的区域是患者不易看到（相对忽视）的地方，如腭侧表面、上中切牙和上下颌牙龈边缘。一旦出现牙龈红肿，就更容易形成龈下菌斑。这些情况解释了临床主治医生定期随访的重要性，包括适当、全面的口腔卫生和牙齿健康评估，以及良好口腔卫生的加强。如果最终口腔健康状况仍未改善，就应该考虑终止保持（见下文有关保持终止管理的讨论）。

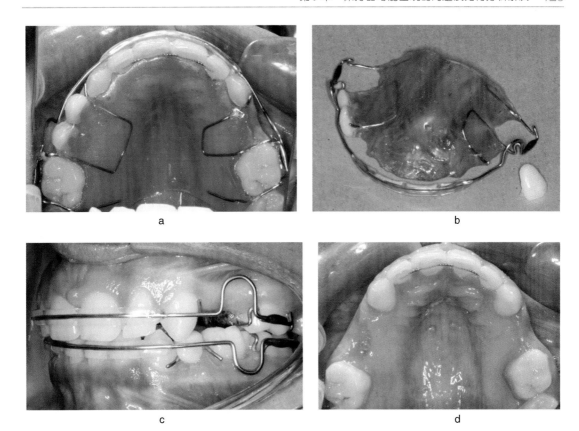

图 9.4　改良哈利式保持器上有塑料牙,在烤瓷桥体或种植体修复前维持间隙,恢复美观(a~d)。这名患者有一颗义齿从保持器上断裂脱落(a~c)。然而,由于固定保持器(d)、钢丝停止曲和卡环的包绕(a~c),牙齿的移动已经被限制至最小,尽管不能完全避免。(Photographs courtesy of Simon Littlewood.)

固定保持器可能出现的问题及如何分析解决

与活动保持器一样,固定保持器可能出现的问题也可以用同样方便、实用的方法分类。

- 患者意识到的问题。
- 患者可能未意识到的问题。

所有可能出现的问题都会最终直接或间接地影响牙列整齐度能否维持,以及可被接受的复发程度。同时,固定保持器还可能增加牙齿健康受损的风险。

患者意识到的问题

- 不整齐。

- 不舒服。

不整齐

遗憾的是,由于患者不能直接观察固定保持器,他们可能意识不到出了问题,直到他们发现一颗或多颗牙齿排列不整齐。

这通常是由一个或多个部位的损坏间接导致的牙齿排列不齐。

- **一个复合树脂团从牙齿的腭侧或舌侧表面脱落。** 这可能会影响一个或多个复合树脂粘接部位,因此一些牙齿可以自由移动。根据我们的经验,这是保持器断裂最常见的原因,参见图 8.5。

很少有患者在复合树脂脱落时能听到很小的"破裂"声,或是发现舌头有异样的"感觉"。在这种情况下,患者很可能会复诊检查并修复他们的保持器，这样牙齿排列就不会复发。

　　● **钢丝断裂**。根据我们的经验,这并不常见。但如果发生,会有一颗或多颗牙齿自由移动(图9.5)。此外,患者舌头触碰保持器时可能会意识到他们保持器的改变。但一般情况下，直到牙齿位置发生变化患者才会发现问题。临床主治医生在检查时通常会发现明显的钢丝断裂,除非钢丝的断裂端仍然保持一致,并且断端没有磨损的痕迹。

　　● **钢丝变形**。虽然我们没有具体、详细的数据,钢丝自发变形似乎并不常见。然而,当一个或多个粘接复合树脂脱落,患者又没能注意到,就很可能会出现钢丝变形。在这种情况下,游离钢丝的一端非常容易变形(患者继续行使口腔功能),这时修复就变得不可能了。

不舒服

　　如果固定保持器合格，大多数患者很少会发现问题。因此,患者通常不会抱怨任何不适。如果他们不舒服,原因很可能是保持器有问题。例如,钢丝断裂或从树脂中脱出变形,患者就可能抱怨摩擦/刺激舌头。另一种可能性是麻花丝开始散开。即使麻花丝中有一根丝折断,都可能形成一个微小的尖,导致与之

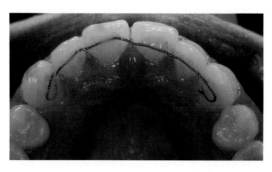

图9.5　固定保持器展示由于磨损和扭力导致的麻花丝断裂。中缝间隙复发（由于保持器的磨损和拉拽）。

大小不成比例的舌头受到严重刺激。遗憾的是,如果存在这些问题,没有可执行的简单解决方案或修复方法。修复的唯一方法是拆除整个保持器,制作一个新的并进行重新粘接。但在有些情况,正如下文所讨论的,重新制作和粘接是禁忌或不可能的。

患者可能未意识到的问题

　　● 断裂:复合树脂脱落、钢丝断裂、钢丝变形。
　　● 磨损问题。
　　● 牙齿健康问题。
　　● 覆𬌗增加。
　　● 重新粘接的问题。

损坏

　　● **复合树脂脱落**。如上文所述,患者可能会注意到一个复合树脂团脱落,但更常见的是患者完全没意识到问题的存在。这是因为通常发生脱落时，复合树脂和牙齿表面只有非常微小的裂隙。由此不仅会发生牙齿移动,复合树脂下方也会出现菌斑的生成,导致龋齿风险增加。

　　正是由于患者很可能无法发现这样的问题,良好的患者护理要求定期复查。通常对患者处理后应安排复诊,如患者自己的牙医。

　　一般来说，安放一个固定保持器后应要求患者三个月复诊一次,共1~2次。如果一切正常,接下来每隔6个月复诊一次。但如果患者有复合树脂脱落或口腔健康问题,则需要根据情况采取相应补救措施。在这种情况下,患者需要在较短的时间间隔内复诊,直到他们没有进一步发展的问题。

　　● **钢丝断裂**。通常临床医生检查时很容易发现钢丝断裂,但如上文所述,患者很可能完全没有意识到他们的固定保持器有任何问题。如果钢丝的断裂端仍然保持一致,且断端也没有磨损痕迹,临床医生可能不会发现钢丝断裂。为了在复诊时不遗漏,及时发现这样

的钢丝断裂，临床医生应用锋利的探针轻轻推连接牙齿的钢丝。

●**钢丝变形**。再次强调，钢丝变形通常也是临床医生检查时很容易发现的问题，但患者也很可能完全没有意识到他们的固定保持器有问题。没有钢丝断裂或复合树脂脱落的钢丝变形会导致一颗或多颗牙齿发生位置移动。

磨损的问题

磨损引起的问题在文献中报道较少，也许是因为磨损需要较长时间才会变得明显。关于长期固定保持器，现在仍缺乏好的调查研究和报告。

我们看到的关于磨损问题的例子包括：尽管有完好的固定保持器，间隙仍然重新出现。这是由于长期的食物冲击和咀嚼运动可使钢丝变长。可以看到磨损的痕迹，如钢丝看起来闪闪发亮甚至变平(图 9.6)。

复合树脂也可能被磨掉，暴露钢丝。此外，保持器可能是完整的，但它的作用逐渐被削弱。

牙齿健康问题

涉及的主要问题是龋齿和（或）牙周问题。最常见的是由于保持器看不到，患者可能完全未意识到任何问题。当然，另一个问题是这两种疾病在始发阶段通常是无痛的，进展缓慢。研究表明，这些疾病并不是真正重要的问题，同时大多数患者问题较少。但这是假设这些研究是能够反映真实情况的。遗憾的是，事实可能并非如此，因为世界各地进行的研究只是反映了目前一部分医疗保健系统，这些在不同国家之间可能有很大差异，这一因素会影响患者基础和表现方式。此外，如果研究只是基于多年后愿意再次参与的这部分患者，则存在研究固有的偏倚。这些患者可能只是那些非常重视自身牙齿健康的人，因此不能代表所有人。

一般来说，由于患者对潜在问题的不可视性，至少在最初阶段建议至少每 6 个月复诊一次。这不仅可以让牙齿健康状况得到评估，也能检查保持器是否有破损。一旦牙科疾病确诊，需要及时告知患者并采取相应措施来解决这些问题(图 9.7 和图 9.8 分别举例了上下颌固定保持器相关的牙齿健康问题。图 9.8 重点描述了复合树脂脱落现象)。如果这样的处理都无法解决问题，则需要考虑去除

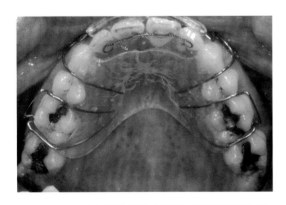

图 9.6　由于固定保持器的磨损导致钢丝逐渐伸展，患者中切牙间隙重新显现。这名患者配戴固定保持器 3 年。请注意钢丝上闪亮的区域，表明这些区域磨损最严重，如中切牙间间隙后正对的区域。由于不利的下唇位置，患者还戴着一个上颌哈利式保持器，这可能会使上切牙进一步向前移动，而这种移动是固定保持器不能阻止的。这名患者在正畸治疗前有牙周问题，治疗后需要保持良好的口腔卫生，需要进一步关注。

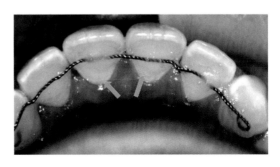

图 9.7　牙表面的脱矿(箭头处)和上颌固定保持器周围牙龈的炎症。

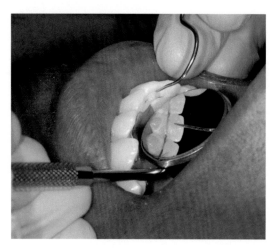

图9.8　固定保持器的两个问题：周围菌斑形成和复合树脂脱落。注意脱落处非常微小：可以通过牙科探针的尖端是否能够插入固定保持器舌侧的方法检测。

固定保持器。

　　另一个可能出现的牙齿健康问题是固定保持器成为一个主动矫治器。例如，固定保持器严重扭曲，如果患者咬太硬的东西，直接使保持器钢丝受力，钢丝就有可能使一颗或多颗牙齿移动穿过唇板。虽然还没有这样的正式病例报告，但我们却发现一两个出现这种情况的病例。显然，这样的问题很可能直接影响牙齿的健康和使用寿命。

覆𬌗增加

　　很多人都认为固定保持器能阻止所有的牙齿移动，但事实并非如此。这是因为在文献中报道的失败率往往很高，甚至高达40%。如上文所述，一旦保持器出现破损，牙齿就可以自由移动（见表7.1）。

　　随着时间的推移，即使固定保持器完好无损，也会产生一个问题，那就是牙齿整体沿固定保持器移动。这个移动很可能是垂直向的，因此，即使下切牙在固定保持器粘接时与上颌切牙接触不紧密，随着时间的推移咬合也可能加深，因为牙齿仍可能单独或整体移动。覆𬌗加深可能导致严重的问题。例如，无论下切牙有没有固定保持器，都可以作为一个整体逐渐磨损上牙弓腭侧复合树脂，如果上颌复合树脂脱落或是被磨到一定程度，就应该重新更换复合树脂。此时覆𬌗可能已经加深，更换复合树脂也许就变得不可能了（详见图9.9）。如果不考虑这些情况更换复合材料，患者很有可能无法接受，因为患者的下切牙会咬在新更换的坚硬的复合树脂上。事实上，下颌牙齿可能咬掉或咬穿复合树脂，导致固定保持器损坏。

重新粘接的问题

　　每一次托槽或固定保持器需要粘接时，都需要重新酸蚀。磷酸在釉质表面形成微孔，这些微孔使复合树脂与牙面形成机械锁结，粘接才能成功。至少在理论上，这意味着如果托槽和固定保持器重新粘接回原来的位置，每次重新粘接需要的有效微孔都会减少，每重粘一次都会比上一次粘接力更弱。当然，固定保持器能重新粘接的新位置是有限的，未粘接过的釉质表面也是有限的。没有具体的证据表明重新粘接会导致粘接强度的减弱，但这可能仅仅是因为很少有研究关注这种可能性。目前研究只是针对托槽的重新粘接，还无法给出确切的结论。

固定保持器：如何修复

　　一旦决定采取重新粘接复合树脂团的方法修复固定保持器，建议遵循以下步骤：

　　1.告知患者修复如何进行，但提醒他们当复合树脂从钢丝上去除时，振动可以导致相邻的复合树脂松动。当脱落发生在最后一颗牙时更是如此。

　　2.给患者、医生和护士戴上防护眼镜。

　　3.准备一个直角机头和复合树脂去除磨头。更高的扭矩将有助于减少振动，这不仅是从患者的角度出发，也可以帮助减少相邻复合树脂脱落发生的风险。同时，也可更快去除

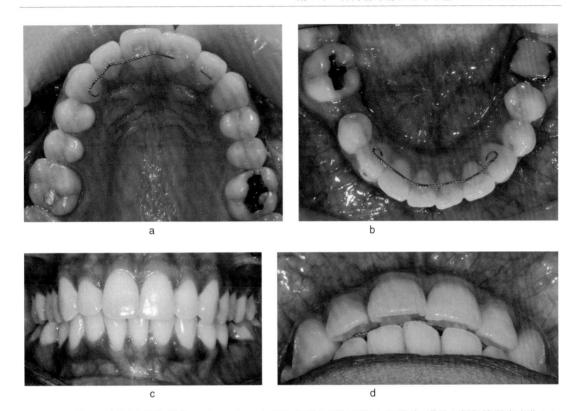

图 9.9　配戴上下颌固定保持器约 10 年 (a,b)。患者注意到上颌切牙微小的移动,感觉上颌保持器有变化 (a),它可以通过磨损被发现,上颌固定保持器在左上中切牙和左上侧切牙间断裂,部分钢丝缺失。此外,可以看到更多微小变化 (a):咬合面复合树脂磨损,保持器钢丝只是通过钢丝下方的树脂固位 (左上中切牙尤为明显)。随着覆𬌗逐渐增加,尽管下颌有固定保持器,下颌切牙与上颌固定保持器的接触非常明显 (c,d)。这意味着更换上颌固定保持器并不简单,去除旧保持器直接更换新保持器几乎不可能被患者接受,因为覆𬌗增加会导致咬合干扰。因此,要么去除固定保持器,换成活动保持器,要么重新正畸治疗,排齐整平上下颌牙来减少覆𬌗。如果选择进一步正畸治疗,相同的情况也可能会再次出现。很多情况下在舌侧重新安放保持器不太可能,因为这可能会影响牙龈/牙周健康。

　　还要注意右上中切牙和左上中切牙排列不再整齐 (a),同样右下中切牙与左下中切牙也不整齐 (b),尽管没有发生复合树脂脱落或钢丝折断。这表明钢丝可能由于磨损变形发生牙齿移动。

复合树脂。

　　4.所有脱落的复合树脂都去掉非常关键。这包括所有连在钢丝和(或)牙齿上的复合树脂。为了最有效地实现这一目标,在去除复合树脂前应吹干牙和复合树脂。护士应使用高速抽吸来疏散去除复合树脂时产生的灰尘,帮助保持视野清晰,以防灰尘掩盖口镜。

　　5.当只有一层很薄的复合树脂残留时,如 0.5~1mm 厚度,可以使用钳子来夹除,如 Weingart 钳,它比磨头更有效。小心向钢丝处

推压,剩余的复合树脂就会去除。然而,应该非常小心,以免钢丝扭曲或复合树脂失控碎裂。在使用钳子时配合高速吸力非常有帮助。

　　6.现在牙齿舌侧或腭侧以及完整的钢丝表面都已清洁。用水冲洗后吹干,酸蚀,隔湿,保持操作中牙面干燥。

　　7.修复后需用咬合纸检查咬合,根据需要调𬌗(见第 8 章和图 8.4)。用牙线检查牙间接触点。此外,根据需要确定触点。

不可能修复时

并不是所有固定保持器的损坏都能修复。包括：

- 钢丝变形。
- 复合树脂脱落和钢丝变形。
- 钢丝断裂。
- 麻花丝松解。

所有这些情况都意味着要去除整个固定保持器，需要决定是否：

- 制作一个新的固定保持器。
- 终止保持。
- 用活动保持器代替固定保持器。

这个决定将会受到一些因素的影响，如：

- 问题发生原因及频率。
- 对咬合来说重新制作的可行性。
- 患者的口腔卫生和牙齿健康，以及保护自己牙齿和保持器的承诺。

没有两个病例是完全相同的，每名患者都需要单独评估。因此，本节只强调一些可能需要考虑的因素。

有一个例外，如果钢丝断裂只发生在被粘接的倒数第二个和最后一个牙齿之间，如上颌尖牙到尖牙的固定保持器，钢丝在上颌侧切牙和尖牙之间断裂，保持器可能不需要全部去除。在这种情况下，去除尖牙的复合树脂和钢丝，调磨光滑钢丝末端是可以接受的。这是否是一个可接受的解决方案取决于尖牙部分的固定保持器的重要性。例如，正畸治疗前尖牙严重扭转，或是在治疗前尖牙和侧切牙间有较大间隙，这种处理就不太可行。如果尖牙包含在固定保持器中只是作为治疗后整齐的牙列的一部分，这种处理就比较可行。这是由于出现间隙和扭转等的复发倾向更大。

终止治疗管理和保持器拆除

有时患者可能简单地希望停止配戴保持器，如果是活动保持器，他们很容易做到。在正畸治疗前以及配戴保持器时，为患者进行过治疗的临床医生应该已经向患者/父母/监护人解释过为什么需要保持器，如果不配戴保持器会有什么样的后果。如果是这样，患者应根据他们接受自身行为导致的后果做出决定。也就是说，停止配戴保持器后牙齿更容易移动，如果患者不配戴，不等于要进行再治疗。

更困难的情况发生在患者无法保证良好的牙齿保健和配合，或是保持器屡遭破坏，或是出现保持器损坏而不进行修复时。

所有这些情况在很大程度上取决于之前和患者/父母/监护人的讨论情况以及对治疗的期望。例如，一名患者虽然意识到保持牙齿健康和小心饮食的重要性，但尽管多次指出，他们仍然在很多情况下都不能配合，当出现问题时，如龋齿，终止治疗或拆除保持就不足为奇了。

很难在任何情况下都给出准确的建议，但一些基本原则和建议可能会有帮助。值得注意的是，如果临床医生积极致力于帮助患者，花很多时间和精力向患者/父母/监护人进行仔细、全面的解释，让他们都能理解，则可以避免严重的冲突。与其说一些广泛的、含糊不清的或理论的条款，医生倒不如直接结合患者自身情况解释更有帮助。

1.在早期（治疗开始前）解释和提醒患者什么是他们能或不能期望从治疗中得到的，何种情况是他们在治疗过程中可能需要考虑的，记录这些讨论。

2.治疗中出现问题及时监控、记录并采取行动，向患者/父母/监护人解释问题是什么，如果不采取措施后果是什么。例如，监测口腔卫生或矫治器损坏，就如何克服这个问题为患者提供信息和帮助。解释如果不处理或不纠正问题会有什么后果。

3.如果问题再次出现，患者也无法正确应对提供的建议或帮助，那么就应该向患者/父母/监护人解释。此时，应告知他们如果这种情况不能得到迅速改善，就可能需要考虑终止治疗。确保你再次解释如果治疗必须终止，后果将是什么，患者需要接受什么。做好记录,同时安排后续文件再次解释这一情况。

4.如果问题继续出现，接下来需要解释为什么现在要终止治疗，并再次解释终止治疗会带来的后果。

通过这种方法，我们通常发现几乎可以避免冲突，患者/父母/监护人可能会接受一个怎样都不可避免的结果。然而，重要的是让患者/父母/监护人意识到：

- 问题是什么。
- 这个问题会造成什么后果。
- 如果保持必须终止对患者的影响。
- 临床医生已经提供帮助和支持来纠正问题,尽管在此时患者未按这样做。

保持器拆除时,需要向患者解释什么样的拆除后果?

- 再次说明人一生中牙齿都在移动的趋势，在没有治疗的人群中，轻度拥挤增加也是常见的。因此如果不配戴保持器，患者在治疗完成后的一生中牙齿也很有可能发生移动。虽然这并不意味着恢复到原始的错𬌗状态，但有可能发生轻微错𬌗。
- 这样的移动如果发生则必须接受;再次治疗通常不会被考虑。

- 与其坚持将牙列排齐而破坏其健康，不如接受以上结果。
- 没有任何保持器可以保证永远没有牙齿移动出现。

在患者有多个、持续的、频繁的破损情况下，通常持续不断地提供所有所需的修复是不可行的。事实上，患者不太可能非常迅速、频繁地修理破损之处，因此不能避免所有牙齿移动。因此，在这种情况下可能会终止治疗，牙齿移动也可能无法阻止。

很少有牙周疾病导致严重牙齿移位的患者会通过固定矫治器重新排齐牙列。正畸治疗必须在牙周疾病已经完全控制后才能进行。这样的治疗结束后，通常会通过粘接固定保持器进行保持，但前提是患者必须承诺终身保持良好的口腔卫生，这样保持才能继续。这通常意味着持续、终身、定期以及频繁的牙周支持治疗。如果患者不论出于什么原因无法做到，那么就可能建议患者拆除保持器并接受牙齿复发(可能非常严重)。如果患者拒绝拆除保持器，那么必须非常清楚地向患者解释这个决定可能造成的后果。当然，这包括牙齿脱落的可能性。这应该都清楚地被记录在文件中。

(郑雷蕾 曹礼 胡波 译)

第 10 章

活动矫治器:研究生的口腔正畸专科训练

本章会简述几种可用来矫正严重错𬌗畸形的活动矫治器。本章所讨论的矫治器不应在没有适当理论依据及实践经验的前提下进行错𬌗畸形的矫正。因此,这种治疗实际上是局限于口腔专科正畸医生或在专科医生密切监督下开展的治疗方式。

然而,我们希望本章能够为刚刚开始研究生培训的人提供有用的基本信息,并为那些没有经验但希望进一步丰富他们知识的人提供进一步阅读和学习的方向。

本章将分为三个部分:

- 矫治深覆盖的活动矫治器。
- 矫治Ⅱ类磨牙关系的活动矫治器及其作用。
- 矫治反覆盖的活动矫治器。

学习成果

阅读本章后,你应该能:

- 列出几种可能用来纠正深覆盖、反覆盖及磨牙关系的矫治器。
- 叙述矫治器可能对牙列及面部骨骼产

生的影响,包括头帽矫治器取戴时的潜在危险。

- 认识到在脱离经过适当训练的人的指导而单独使用这些矫治器之前,拥有大量理论依据及在其监控下进行治疗的实践经验的必要性。

矫治深覆盖的活动矫治器

矫治深覆盖的活动矫治器在英国通常被称为功能矫治器。然而,由于其对上下颌骨的生长有明显作用,它们也被称为矫形装置或生长控制装置。

"功能"矫治器这个术语起源于它们最初的使用,即旨在通过使患者的下颌骨被迫向前来改变下颌骨及其肌肉组织,以减小深覆盖。由此引起的肌肉伸展被认为促进了下颌骨的生长。

当然,下颌骨的生长发生在髁突处,并伴随关节窝的改建。我们可能在治疗前及功能治疗后的头影侧位片中看到髁突形状及长度的改变。将下颌骨保持在"姿势"位置需要髁突的生长,因为一旦功能矫治器被取下,随着肌肉"脱离",下颌骨将返回其原始位置,由于咀嚼肌的"训练"而导致的下颌位置的任何变化将很快变得明显。然而,目前认为功能矫治器是使下颌骨的生长加速和重新定向的,而不是使其超出基因先天决定的生长范围的。

历史上,功能矫治器被用来矫治安氏Ⅱ类1分类错𬌗畸形,这类错𬌗畸形表现为上下牙弓排列良好,上颌切牙前突并伴有骨性Ⅱ类。然而,当时是采用功能矫治器来单独治疗安氏Ⅱ类1分类错𬌗畸形,没有后续的固定矫治。目前,大多数患者是在固定矫治前运用功能矫治器来纠正覆盖及磨牙关系。牙齿的拥挤和排齐则可以在固定矫治阶段进行,无论拔牙或不拔牙。并且,未得到纠正的侧方开𬌗会被关闭。有时,这种开𬌗不会自行关闭。

教科书及期刊中已发表了大量关于功能矫治器的使用及理论的文献。遗憾的是,由于它们的实验及统计学分析有缺陷,我们无法从那些陈旧的研究论文中得出确定的结论。然而,对于临床医生来说,在开始任何这样的治疗前,具备良好的功能矫治器背景知识非常重要,因为不合适/不正确的矫治器、矫治设计及配戴指导会对患者的错𬌗畸形、外貌、治疗时间、期望及合作产生有害的影响。

功能矫治器的作用

一个配戴良好的功能矫治器能够改变患者的磨牙关系并减小覆𬌗覆盖,这一改变在发育中的个体相对更快。所有这些改变通常都是我们所期望的,但功能矫治器也会产生一些不利的改变,如下前面高度增加及下切牙的前倾。

功能矫治器的使用对安氏Ⅱ类1分类错𬌗畸形的影响大部分是牙性(70%)作用,还有小部分是骨性(30%)改变。最近的一项多中心随机对照实验显示,这些数据是随着测量的参数(O'Brien 等,2003)而变化的。在这项研究中,有73%的覆盖减小及59%的磨牙关系改变是牙性的。然而,作者报道患者对功能矫治器的反应有显著的个体差异,并且这些差异在临床上是可以观察到的。

牙性变化

- 上颌唇侧段(ULS)舌倾。
- 下颌唇侧段(LLS)唇倾。
导致:
- 覆盖减小。
- 覆𬌗减小。
- 下颌磨牙近中移动。
- 上颌磨牙远中倾斜。

骨性影响

骨性作用通常比牙性作用的可预测性更低。骨性变化包括:
- 下颌骨生长加速。
- 上颌骨生长延迟。
- 髁突的改建。
- 关节窝的改建。
- 下前面高度增加。

图 10.1 和图 10.2 各自显示了一名经过6 个月功能矫治(双𬌗垫矫治器)患者治疗前后的口内外照片。显然,功能矫治器纠正了覆盖及磨牙关系,尽管下前面高度有所增加,但对骨型的影响很小。

Clark 双𬌗垫矫治器

这个矫治器是在 20 世纪 80 年代(Clark,1982)由一位在苏格兰工作的专业正畸医生克拉克·威廉·杰引进的,在过去的 30年,其已成为全世界正畸医生最常使用的功能矫治器。Clark 双𬌗垫矫治器的普遍适用是源于配戴的舒适性,因为与传统功能矫治器(单𬌗垫将上下颌矫治器连接成为一个整体)相比,它使上下颌矫治器成对分开(双𬌗垫)。

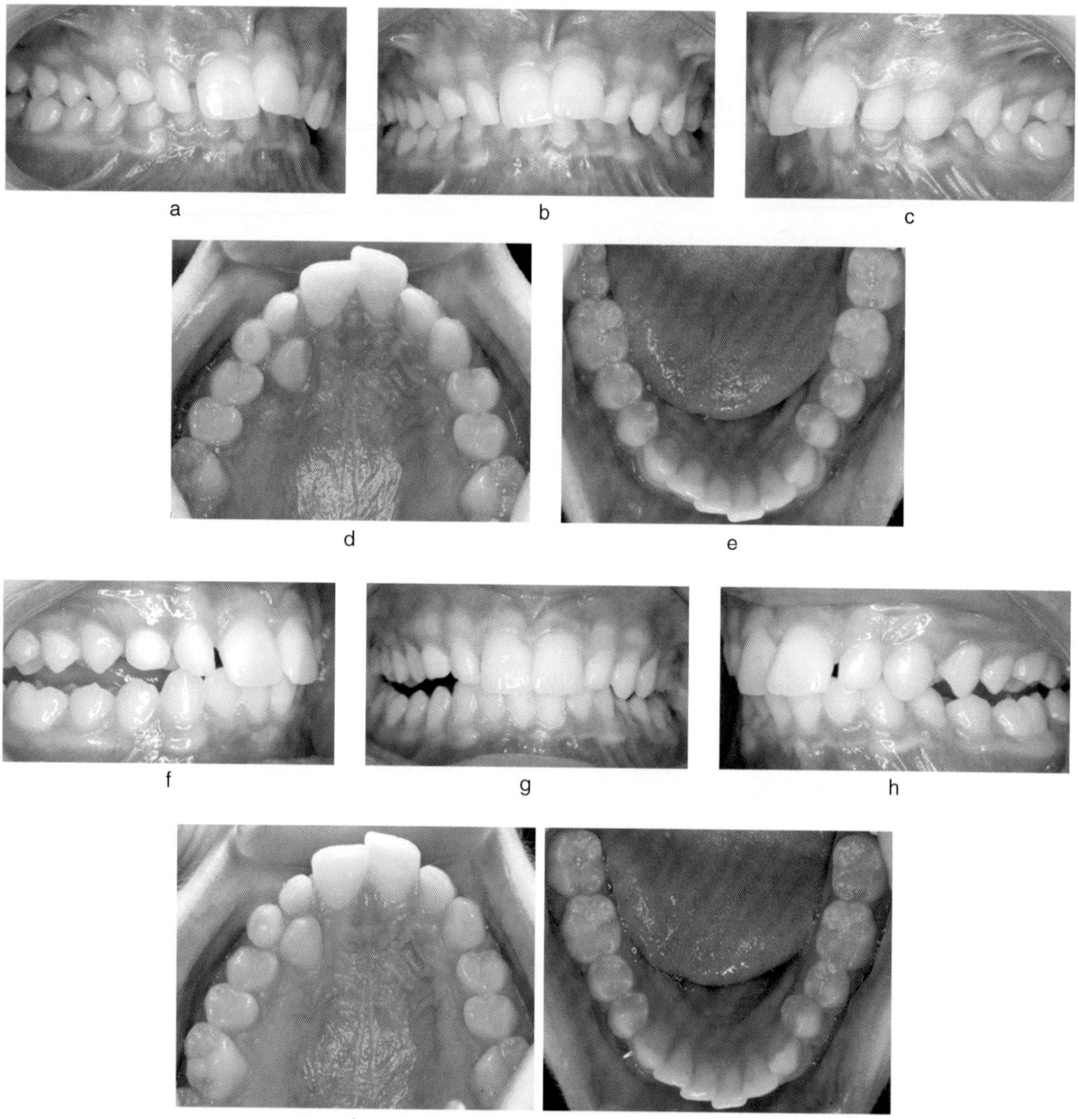

图 10.1 一名经过 6 个月功能矫治（双𬌗垫矫治器）的患者治疗前 (a~e) 及治疗后 (f~j) 的口内像。注意切牙及磨牙关系已纠正为安氏 I 类。同时注意到治疗后照片中侧方开𬌗是由双𬌗垫矫治器上的后牙咬𬌗垫造成的，需要用固定矫治完成治疗。

适应证

- 安氏 II 类错𬌗畸形伴有轻/中度骨性 II 类畸形。
- 安氏 II 类磨牙关系。
- 覆盖增大。
- 上切牙前突。
- 下切牙前突不明显。
- 短面型或平均面型。

禁忌证

- 严重前牙开𬌗。
- 垂直高度显著增加。
- 下切牙明显前突。

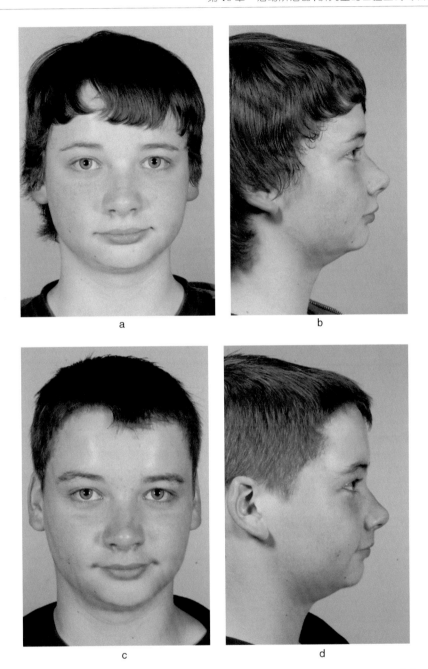

图 10.2　一名经过 6 个月功能矫治(双殆垫矫治器)的患者治疗前(a,b)及治疗后(c,d)的口外像,与图 10.1 是同一名患者。注意对骨性Ⅱ类面型的纠正效果不如安氏Ⅱ类错殆畸形明显。治疗后下前面高度增加,颏唇沟深度减小。

设计特点(图 10.3 和图 10.4)

自双殆垫矫治器引进以来,已经过了大量的设计及改良,以下是最常使用的设计中的一种。

加力部件

中线处螺旋扩大器。

后牙殆垫。

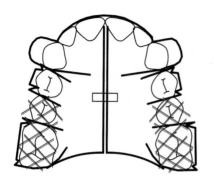

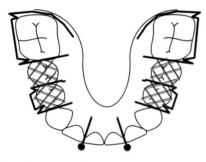

请制作一个 Clark 双𬌗垫矫治器:
1. 中缝处螺旋扩大器
2. 位于上下颌双侧第一磨牙及第一前磨牙处的 Adams 卡环:0.7mm 硬丝
3. 上下切牙处的唇弓:0.7mm 硬丝
4. 上颌中切牙及侧切牙间的邻间钩
5. 如图所示,基板在中缝处分开
6. 后牙𬌗板:45°斜度及 7mm 高度

图 10.3　技工室制作的双𬌗垫矫治器,用来减小覆盖及纠正安氏 Ⅱ 类磨牙关系。

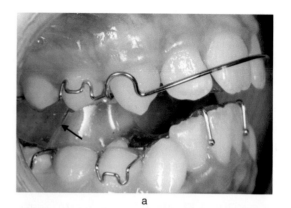

a

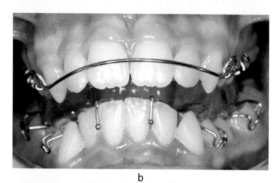

b

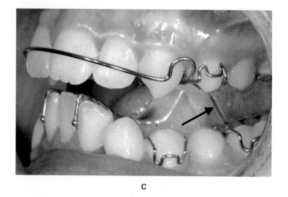

c

图 10.4　双𬌗垫矫治器就位时的口内像(a~c),具体制作见图 10.3。注意上下颌后牙咬𬌗垫的 45°斜度(a 和 c 中箭头示),它们相互锁结将下颌保持在前伸位。

±上颌唇段唇弓。

　　固位部件:在四个第一前磨牙及四个第一恒磨牙上设计 Adams 卡环。在下颌切牙上设计邻间钩。上颌唇段设计唇弓。

　　支抗:交互支抗运用后牙𬌗垫。下牙弓的近中移动效果及上牙弓的远移效果。

　　基托:上颌矫治器在中线处分开以利于扩弓。

　　后牙𬌗垫中上𬌗垫向近中面倾斜 45°,下𬌗垫向远中面倾斜 45°。

　　由 Adams 卡环、邻间钩和唇弓提供固位。然而,如果上切牙特别前突又有间隙,唇

弓可以转变成为加力部件(见第 4 章)。通常会在中缝处设计螺旋扩大器,因为随着下颌前移,下牙弓宽大的后牙段咬在上牙弓狭窄的前牙段会造成反𬌗。

　　双𬌗垫矫治器的加力部件是后牙𬌗垫。上𬌗垫向前倾斜、下𬌗垫向后倾斜 45°。随

着患者下颌向前移动，咬𬌗垫上的斜面导板使上下颌相互锁结，将下颌骨固定在前伸姿势位。

如果第二恒磨牙已经萌出，那么为了防止它们过度萌出，需要在这些牙齿上放置阻萌器避免其过度萌出。如果第二恒磨牙未萌出，一旦萌出就应纳入矫治中。

矫治器的制作

在假定印模质量没有问题的前提下，要制作一个双𬌗垫矫治器或其他功能矫治器，最重要的是获得准确的咬合姿势位。尽管用许多方法都可以实现，但它们的原理是一致的：

• 应嘱咐患者在舒适的前提下尽可能前伸移动下颌，达到理想的切对切的切牙关系。

• 假设下颌从后退接触位到牙尖交错位没有发生移位，应注意确保随着下颌向前，上下牙中线关系不会被改变，因为如果下颌在某一侧的移动量偏大，就会导致下颌的不对称。

应根据制造商的指示，利用软化的合适厚度的马蹄形的咬合记录蜡或 ProJet®咬合叉来记录咬合。

矫治器的试戴

第 4 章所讨论的所有原则也适用于功能矫治器的试戴：试戴前检查矫治器；试戴前先给予患者指导；术者应检查配戴矫治器的方式，并且做适当调整以增加固位。我们假定读者已熟悉第 4 章的内容。

应先就位双𬌗垫矫治器的上颌部分，然后取下再就位下颌部分。一旦上下两部分都能完全就位且固位良好，就应将其同时放置于患者口中，上颌先就位，下颌后就位，嘱咐患者移动下颌向前直到下颌斜面导板咬在上颌斜面导板之前并保持在此位置。应告知患者当矫治器在口内时，他们应该咬在这个位置，否则矫治器将不起作用。通过展示如果下

颌保持在这个咬合位置，前牙不再突出并且很容易将下唇位于上牙前面，会给患者和家属带来充分的积极的鼓励。

未配戴矫治器及下颌位于其最后退位置时测量覆盖、磨牙关系及尖牙关系非常重要。检查矫治器在就位时有无足够矫治力及患者的下颌骨是否被保持在安氏 I 类磨牙关系或良好的切牙切对切位置也十分重要。

对患者 / 父母 / 监护人的指导 / 建议

第 4 章详细介绍的活动矫治器配戴的一般建议同样也可以用于功能矫治器的配戴上，但有一些附加信息：

• 应告知患者在几天内不仅会感觉牙齿不舒服，并且面部两侧也会酸痛。这种酸痛是由于咬肌随着下颌移动而伸展产生的，并且将持续直到咬肌的纤维伸长，这将花费几天时间。重要的是应对患者及家属强调这种酸痛感只有在矫治器配戴良好，肌肉适应了新的位置后才能消失。如果矫治器不断地戴入、取出，这种酸痛感便不会消失。

• 让患者戴着双𬌗垫矫治器吃饭尽管非常困难但也是可能的，并且需要鼓励他们戴着吃饭。而其他功能矫治器由于被制作成一个整体𬌗垫，在吃饭时应取下。

预约复诊

患者应每 6~8 周复诊一次，同时应全天配戴双𬌗垫矫治器。第 5 章详细介绍了所有患者配戴活动矫治器时我们应检查的指标。然而，如果患者配戴功能矫治器，就有许多关键的附加测量指标：

• 应在患者每次就诊时测量并记录覆盖、磨牙关系及尖牙关系，如果患者能够很好地配戴矫治器，他们的咀嚼肌将适应下颌的新位置，即使没有配戴矫治器，患者也将倾向于咬在这个位置。这也许并不是下颌骨真实的解剖位置，因此临床医生需要发明一种可靠的方法来确保测量时下颌保持在后退

接触位。

• 每次就诊时也应记录横向关系，如果患者后牙的反𬌗明显，应嘱咐患者以每周 1/4 圈的速度旋转中缝螺旋扩大器螺丝（见第 4 章）。

通过配戴标准矫治器，在两次复诊后，覆盖可减少至少 3mm，并且磨牙关系将改变至少 1/4 个单位。这种改变将随着下颌骨向前移动、矫治器的矫治力减小而变慢。

如果覆盖减小只有 1mm 或根本未减少，要么就是由于没有得到准确的咬合位置导致矫治器没有矫治力，或者更可能是患者没有按指导配戴矫治器，或是配戴的时间不够或配戴时咬合位置不正确。在这种情况下，应给予患者大量的正面鼓励，并且为了鼓励他们延长配戴时间，可以为患者设定一个阶段目标(最好是容易达到的目标)。如果患者按指导配戴矫治器，那么覆盖减少 3mm 应该是一个容易达到的目标。如果他们咬合位置不正确，则应对患者进行再指导/再教育。不论采用哪种方式，父母都应该参与讨论中，这样他们才能了解其中的问题，并且帮助医生在家里评估及监督患者配戴。

在两到三次就诊内，如果患者都无法配戴足够的时间(每天 24 小时，除了必要的口腔卫生措施；接触性运动；游泳；进食)，则应考虑结束治疗。不能获得满意效果的治疗不应拖延，因为治疗的风险并没有减小，而且一旦出现副作用，则可能影响今后的治疗。而且，患者的合作可能会被一个拖延却未成功的治疗过程消耗。

功能矫正治疗结束的管理和保持

功能矫治器应一直配戴到磨牙关系达到超Ⅰ类且覆盖减小至 1mm。这样做的目的是为停戴矫治器后不可避免的复发留有一定空间。

双𬌗垫矫治器和其他覆盖后牙的矫治器一样会产生侧方开𬌗。在停戴矫治器时有很多注意事项：

• 去除后牙区矫治器的覆盖部分，保留上颌矫治器的前部和下颌矫治器的后部，这两者有利于咬合位置的维持。之后让患者全天配戴调整后的矫治器，尤其是对于上颌中缝有扩览的病例。

• 而对于未进行上颌扩弓或上颌扩弓已经完成 3 个月以上的病例，则每日只需配戴 12 个小时，这样患者通常只需在晚上和睡眠时间配戴调整后的矫治器。

上述调整后的矫治器继续配戴 3 个月后需对患者的牙位进行检查，确认有无明显的复发。通常，1~2mm 的覆盖增大是可以接受的，但更大的复发则要引起关注，这可能是由于治疗结束测量覆盖时下颌位于前伸位，而非正中颌位。当矫治器非全天配戴时，随着肌肉去程序化，下颌前伸位便变得很明显。

假设患者只有很小程度的复发，则需采集患者的最新资料，以便制订固定矫治计划。

矫治器设计的多样性

双𬌗垫矫治器是一种可变性较强的矫治器，可对其进行各种调节，从而适应各种错𬌗畸形矫治的需要。

首先可以在双𬌗垫矫治器上加入额外的加力部分，例如加入 Z 形簧唇倾腭向移位的上颌侧切牙。这样可以确保侧切牙不影响下颌的前移，或者使侧切牙在功能矫治治疗结束后变成反𬌗(图 10.5)。

而在直立或有外伤史的前牙段病例中，可去除上颌矫治器前部的唇弓，这会减慢前牙覆盖减小的速度，但不会影响磨牙关系的调节速度(图 10.5)。

所有的功能矫治器都会唇倾下前牙，这种效应可以通过采用树脂覆盖下前牙来适当减小。但这样的变化会使矫治器更难配戴，尤其是进食时的配戴。同时，覆盖和磨牙关系的调整会变慢，这是由于下前牙的唇倾将有利于下颌磨牙的前移。理论上来说，不论是覆盖

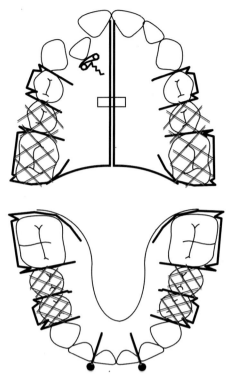

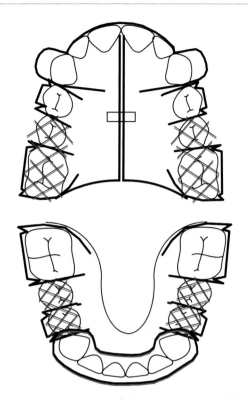

图 10.5　图示改良的双殆垫矫治器，这有利于上颌右侧侧切牙的唇倾，但不会过度内收直立的上颌前牙段。该矫治器的加工制作与图 10.1 相同，唯一的区别在于去掉了上颌唇弓以及加入了 Z 形簧以唇倾上颌右侧侧切牙。

图 10.6　图示改良的双殆垫矫治器，用于在 II 类 1 分类错殆矫治中控制下颌前牙的唇倾。下颌前牙段采用树脂帽代替了邻间钩(图 10.1 和图 10.2)。

还是磨牙关系的改善，我们都需要更多的骨性变化而非牙性变化(图 10.6)。

其他的功能矫治器

虽然双殆垫矫治器是使用最多的功能矫治器，在某些情况下，我们也可以考虑使用其他功能矫治器。这些矫治器的咬合重建、试戴、配戴说明以及测量都和双殆垫矫治器类似，但通常这些矫治器在进食时需取下。虽然这些矫治器各式各样，本章只重点介绍其中的一种矫治器，有兴趣的读者可以参考其他关于功能矫治器的书籍。

咬合中度打开的肌激动器

这种矫治器被设计成一体式，由位于上

颌第一恒磨牙 (或者包括第一前磨牙)的 Adams 卡环提供固位。该矫治器在上颌切牙段有唇弓，下颌通过将下切牙位于树脂帽里而处于前伸位。而下颌切牙处的树脂帽则通过两个树脂杆与上颌连接在一起(图 10.7)。

配戴这种矫治器后下颌后牙可以自由萌出，因此对于深覆殆及下面高降低的患者很有用。但其不能在矫正覆盖的同时进行上颌扩弓。

保持期间则要求患者每天配戴 12 个小时。

活动矫治器及其在矫正磨牙关系中的作用

磨牙关系的矫正常涉及远中移动上颌磨牙从而获得 I 类磨牙关系。然而，采用头帽限

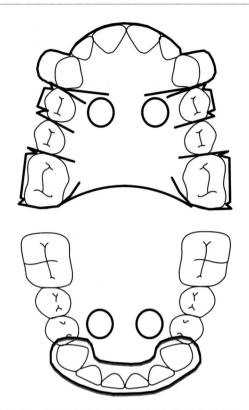

图 10.7　图示采用咬合中度打开的肌激动器（MOA）矫正Ⅱ类切牙及磨牙关系，该矫治器由位于上颌第一恒磨牙和前磨牙的 Adams 卡环提供固位，下颌则通过将下切牙位于树脂帽里而处于前伸位。

制上颌的生长也有利于磨牙关系的调整。采用有（无）头帽的活动矫治器是固定矫正的辅助装置，其可以在混合牙列后期进行配戴。然而，在制订矫治计划时，必须要考虑乳磨牙脱落对磨牙关系的影响。对患者而言，在活动矫治器上增加头帽比在固定矫治器上增加头帽更容易配戴，因为可以将活动矫治器取出口外后再将面弓插入焊在 Adams 卡环上的颊面管中。而颊面管还可以焊接在后牙𬌗垫中。

通过远中移动磨牙来矫正磨牙关系的矫治器包括需配合使用头帽的矫治器，如 "en masse" 矫治器；在磨牙带环上连接头帽的矫治器，如 "Nudger" 矫治器；以及使用螺钉来远移磨牙的矫治器，配合或不配合使用头帽。

尽管每种矫治器有不同的适应证和禁忌证，但有一点是相同的：即使配合螺钉的使用，磨牙远移量超过一个单位（即将尖对尖的磨牙关系矫正为Ⅰ类磨牙关系）是非常困难的，尤其是在第二恒磨牙存在的情况下。

功能矫治器在矫正磨牙关系时允许下颌磨牙的近中移动。磨牙关系的改变来源于上磨牙的远中倾斜，下磨牙的近中移动，对下颌生长的促进以及上颌生长的限制。配戴良好的矫治器可能使磨牙关系改变一个单位，即从完全Ⅱ类纠正为Ⅰ类，但这通常需要注意防止下前牙的过度前倾（参考前面的章节）。

En masse 矫治器

该矫治器由上颌活动矫治器配合一个中缝螺旋扩大器，以及焊在第一磨牙 Adams 卡环上的头帽弓管组成。虽然在最初设计的矫治器上没有𬌗垫，我们建议在后牙区设计𬌗垫以打开咬合并帮助磨牙远中移动。当然，如果咬合已经加深，则可以使用前牙𬌗垫而取消后牙𬌗垫。如果矫治器只在配戴头帽时配戴，则可在矫治器中设计面弓，以确保配戴安全。

适应证

- 上颌需扩弓，双侧磨牙远移距离一致。

禁忌证

- 骨性为Ⅲ类而切牙为Ⅰ类或Ⅲ类关系。

基本原理：骨性Ⅲ类的情况下不能使用头帽，因为其对上颌发育有限制。

设计特点（图 10.8）

加力部件：中缝螺旋扩大器，头帽。

固位部件：Adams 卡环可放置于上颌第一恒磨牙（0.7mm 的不锈钢丝弯制），上颌第一前磨牙（0.7mm 的不锈钢丝）或上颌第一乳磨牙（0.6mm 的不锈钢丝）。

与口外部分相连的颊管焊接在上颌第一

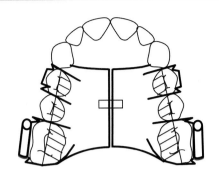

清设计一个有助于上牙弓扩大以及磨牙远移的上颌矫治器:

1. 中缝螺旋扩大器
2. 上颌双侧第一恒磨牙上用 0.7mm 不锈钢丝弯制 Adams 卡环
3. 双侧上颌第一前磨牙上用 0.7mm 不锈钢丝弯制 Adams 卡环
4. 口外连接的颊面管焊接在上颌第一恒磨牙上 Adams 卡环的横梁上
5. 后牙𬌗垫覆盖后牙𬌗面的 1/2
6. 需要时可使矫治器在中缝处分离
7. 马鞍状基托

图 10.8　技工室设计的"en masse"上颌活动矫治器用于上颌磨牙的远移,配合使用口外装置,以及上颌的扩弓。

恒磨牙 Adams 卡环的横梁臂上。

支抗

交互力:双侧牙弓的颊向移动。

基托:矫治器在腭中缝处断开以利于上牙弓的扩弓。

后牙𬌗面半覆盖式的𬌗垫用于打开咬合并允许上颌牙齿的移动:

● 由于上下牙弓的咬合干扰,如果不在后牙区解除尖窝锁结关系,则可能在上颌扩弓时造成下牙弓的同时扩大,这不利于调整上下牙弓的宽度不协调。

● 后牙𬌗垫有利于切牙的萌出,因此会加深覆𬌗。如果覆𬌗已经较深,则可以用前牙咬合𬌗垫代替后牙𬌗垫。

矫治器的试戴

关于矫治器试戴的细节,请参考第 4 章。

本书未对头帽的试戴进行说明。笔者认为,只有完成了对相关人员有关头帽使用理论及操作的培训,才能对患者使用头帽。这一内容属于研究生课程范畴。

矫治器的加力

请参考第 4 章中关于该类矫治器加力部分的说明。

Nudger 矫治器

Nudger 矫治器是配合头帽使用的上颌活动矫治器。其在上颌第一前磨牙上设计有 Adams 卡环,上颌第一恒磨牙近中腭侧设计有 0.6mm 不锈钢丝制作的指簧,同时在中切牙处有中切牙 Southend 卡环。前牙区还有平面导板,这有利于减少前牙覆𬌗,同时,平导的使用使后牙区脱离咬合,因此有利于磨牙的远移。Nudger 矫治器需全天配戴,而其配套的头帽则只需每天配戴 12~14 个小时。由于支抗有可能丧失,在不使用头帽的情况下,不建议采用 Nudger 矫治器进行远移磨牙(见下文)。

要注意的是工作模型应该在粘接带环后再取模制作。

适应证

● 需要不对称移动磨牙时。
● 患者同时有深覆𬌗。

禁忌证

● 患者不能提供固位牙,如第一前磨牙未萌出或已拔除。
● 患者拒绝配戴头帽。

设计特点(图 10.9 和图 10.10)

加力部件:位于上颌双侧第一磨牙的腭侧指簧(0.6mm 不锈钢丝制作)。

固位部件:位于上颌双侧第一前磨牙的 Adams 卡环(0.7mm 不锈钢丝制作)。

位于上颌中切牙处的中切牙 Southend

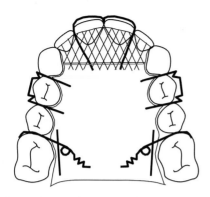

请制作一个上颌活动矫治器（Nudger）以利于磨牙的远移：

1. 位于上颌双侧第一磨牙的腭侧指簧（0.6mm 不锈钢丝制作）
2. 位于上颌双侧第一前磨牙的 Adams 卡环（0.7mm 不锈钢丝制作）
3. 位于上颌中切牙处的中切牙 Southend 卡环（0.7mm 不锈钢丝制作）
4. 前牙平导：向后延伸 8mm（覆盖 5mm），覆盖上切牙牙冠高度的 2/3。
5. 去除上颌第二前磨牙远中及上颌磨牙处的树脂

图 10.9　技工室制作的 Nudger 矫治器。其在口外力的作用下远移上颌磨牙。

卡环（0.7mm 不锈钢丝制作）。

支抗：使用指簧远移磨牙会使牙列的其他部分近中移动，这可能造成覆盖的增大。头帽作为主要的远移力量，指簧主要作为白天不配戴头帽时的保持器。因此，不能在不使用头帽的情况下配戴 Nudger 矫治器。

基托：前牙平面导板。

在指簧处包绕。

上颌第二前磨牙及上颌磨牙远中处的树脂应去掉，以利于牙齿的远中移动。

矫治器的试戴

该矫治器的试戴与其他带有平导及腭侧指簧的矫治器无异（参考第 4 章中关于平导及指簧配戴的相关内容）。

矫治器的加力

指簧的加力应遵循第 4 章的说明，加力后的指簧应为磨牙近远中宽度的 1/3。但对于需要不对称远中移动磨牙的情况，则移动量较小侧的指簧加力应减少。但需移动量较大

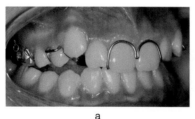
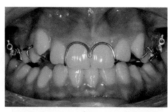
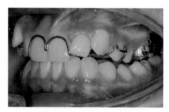

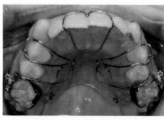

图 10.10　Nudger 矫治器口内就位图。注意腭侧指簧的位置，其有利于磨牙的远移（a 和 c 的箭头处）。位于右侧上颌磨牙的指簧处于正确位置（a,d），但左侧上颌磨牙的指簧（c,d）需要调整位置，以使其位于上颌磨牙近中。在目前的位置上，该指簧不能加力。同时请注意前牙区的平导（d），这使得后牙被轻微分离（a~c），从而有利于上颌颊侧部分的远移。

侧的加力仍不应大于推荐的加力量。

用于远移磨牙的带有扩大螺丝的上颌活动矫治器

图 3.6 中的矫治器可配合使用头帽以加强支抗。螺丝加力后可产生使磨牙远中移动的力量,但支抗牙会受到大小相等、方向相反的近中移动力量,因此每天配戴 10~12 小时的头帽则成为有效防止支抗牙近中移动的方法。

头帽使用的安全性(图 10.11)

由于配戴头帽有潜在的危险性 (虽然危险很少见),因此在配戴头帽时需注意其安全性。磨牙间宽度与瞳孔距离一致。因此,必须小心以防止面弓从口内脱出, 或头帽变成弹弓,否则容易造成眼睛伤,这在过去曾造成不少患者失明(Booth-Mason 和 Birnie,1988)。

目前头帽的生产商对头帽进行了一些改良,以使其使用起来更为安全。这些安全措施

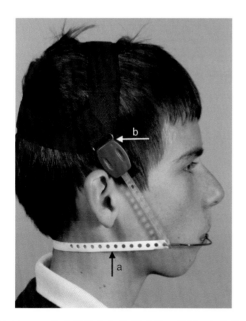

图 10.11　患者配戴高位头帽后的口外照。安全特征包括安全带(a)和头帽的扣锁(b)。面弓的设计还避免了其锐利的尖端(未展示)。

包括:
- 锁住面弓 (其可能从磨牙管中意外脱落)。
- 遮住面弓的锐利端,减少刺伤的可能。
- 面弓从后方插入,避免其从前方滑脱。
- 将面弓扣住,避免其变成弹弓。
- 用非弹性安全条带绑住口外弓, 避免面弓末端从口内滑出。

必须向患者和家属介绍这些安全特征以及为什么采用这些安全特征。如果头帽造成伤害或可能伤害到眼睛,患者应立即急诊处理并寻求眼科医生的意见。

其他用于矫正反覆盖的活动矫治器

在本章, 反覆盖被定义为四个上前牙的反覆盖。这种错𬌗通常伴有Ⅲ类骨面型,因此在治疗时应特别注意,因为这种错𬌗可能会加重,尤其是在男孩中。在这类患者中,虽然采用了活动矫治,固定矫治常常不可避免。

这类患者的治疗计划以及治疗方案往往比较复杂,对患者和医生的要求都较高。因此, 要求接受过研究生教育的正畸专科医生进行这类患者的治疗。

适应证

对反𬌗患者采用活动矫治的适应证比较少。包括:
- 患者年龄在 8 岁左右,有上颌位置靠后或发育不足。
- 患者有严重的先天缺牙,需要活动矫治器提供支抗。

在上述两种情况下, 上颌骨的异常发育应为主要的错𬌗原因,下颌前突不明显。同时,覆𬌗为中度,或覆𬌗有加深,因为矫治器的治疗原理是后旋下颌,增加面高。产生的牙性变化是唇倾上切牙,舌倾下切牙。

禁忌证

由于之前提到矫治器的原理,该矫治器的使用有很多禁忌证,包括以下几个方面:

- 反覆盖超过 2mm,不存在下颌骨的移位。
- 骨性问题主要是下颌的异常。
- 下前面高已经增加。
- 覆𬌗较浅甚至前牙开𬌗。
- 下前牙已经严重舌倾。
- 上前牙已经严重唇倾。

矫治器的类型

矫治器主要分为两类:功能矫治器和反向头帽。

功能矫治器

如上文所述,功能矫治器较常用于Ⅱ类错𬌗的矫正,但对常用的Ⅱ类矫治器进行改良后可将其用于Ⅲ类错𬌗的矫正。包括反向的双𬌗垫矫治器以及 Fränkel Ⅲ型(FRⅢ)矫治器。

和其他功能矫治器一样,治疗的主要变化是牙性变化而非骨性变化。Ⅲ类功能矫治器的治疗效果主要是:

- 内收下切牙。
- 唇倾上切牙。
- 后下旋转下颌,增加下前面高。
- 促进上颌的生长。

由于上颌骨的生长停止时间早于下颌骨 2~3 年,因此Ⅲ类矫治器通常比Ⅱ类矫治器更多用于年龄更小的患者。

反向双𬌗垫矫治器(图 10.12 和图 10.13)

这种矫治器是由克拉克进行改良发明的(1982)。和Ⅱ类错𬌗使用的双𬌗垫矫治器相

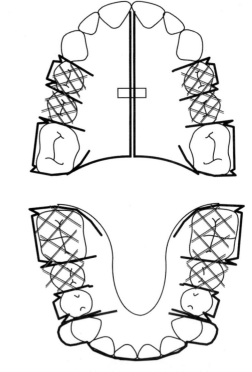

图 10.12 图示用于矫正伴随下颌异位的反覆盖的反向双𬌗垫矫治器。请注意与标准双𬌗垫矫治器(见图 10.3)相比,该矫治器上颌𬌗垫位置靠前,而下颌𬌗垫位置靠后。

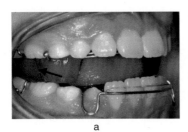 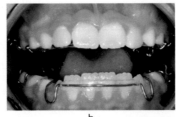 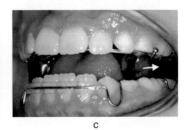

a   b   c

图 10.13 反向双𬌗垫矫治器在口内就位的照片。注意上下颌𬌗垫之间的 45°斜坡(a 和 c 中的箭头),这可以对上牙弓产生近中力而对下牙弓产生远中力。可将此图与图 10.4 中的标准双𬌗垫矫治器做对比。(Photographs courtesy of Andrew DiBiase.)

同,由上、下两部分组成,以及下面这些结构:

- 位于上下颌磨牙及前磨牙处的 Adams 卡环。
- 位于下切牙的唇弓。
- 螺旋扩大器(如果需要的话)。
- 后牙区的殆垫,用于使下颌位于上颌后方。

Ⅲ型功能矫治器

有许多研究证明该矫治器的治疗效果,至少其具有短期疗效。该矫治器由 Rolf Fränkel 发明,因此又称为 Fränkel Ⅲ型矫治器(FR Ⅲ)。

FR Ⅲ矫治器是一个一体化的矫治器,技工制作难度较大 (由于有较多的弓丝弯制),配戴时调整也较困难。该矫治器并不是直接覆盖在牙齿上,而是靠患者的口腔功能来固位,因此被认为较双殆垫矫治器舒适度低。

FR Ⅲ矫治器的组成部分如下:

- 颊屏用于去除颊肌对牙弓的限制作用,这有利于上牙弓的自动扩宽。
- 位于上颌的唇挡可去除口轮匝肌对上切牙的作用力,使上切牙自动调整其唇倾度。
- 下切牙区的唇弓使下切牙内收。

反向头帽

反向头帽又称为面罩,可与上颌活动矫治器配合使用,通常在上颌后牙处粘接扩弓装置。

反向头帽通过弹性牵引与矫治器在双侧乳磨牙处连接。上颌前移的支抗来源于位于额部和颏部处的垫子。口内矫治器需要有良好的固位,以防在使用弹性牵引时造成矫治器的移位。

大量研究证实了采用头帽及口内粘接矫治器的短期效果,但缺少高质量的前瞻性研究来证实该矫治器的远期效果。读者可参考 Mandall 等人(2010)的研究,其对该矫治器的使用有更细致的描述。

所有上述矫治器在患者配合的前提下都具有良好的短期效果。然而,由于下颌具有比上颌更大的生长空间和更长的生长期,有理由怀疑其矫治的稳定性。因此,在具有更严重骨性Ⅲ类错殆的年轻患者中使用这种矫治器仍然存在争议。

(郑雷蕾　吴艳　刘杉　译)

参考文献

Booth-Mason S, Birnie D (1988) Penetrating eye injury from orthodontic headgear–a case report. *European Journal of Orthodontics* **10**, 111–114

Clark WJ (1982) The Twin Block traction technique. *European Journal of Orthodontics* **4**, 129–138.

Clark WJ (1995) Twin Block Functional Therapy - Applications in Dentofacial Orthopaedics. Mosby, St Louis.

Mandall N, DiBiase A, Littlewood S, *et al.* (2010) Is early Class III protraction facemask treatment effective? A multicentre, randomized, controlled trial: 15-month follow-up. *Journal of Orthodontics* **37**, 149–161.

O'Brien K, Wright J, Conboy F, *et al.* (2003) Effectiveness of early orthodontic treatment with the Twin-block appliance: a multicenter, randomized, controlled trial. Part 1: Dental and skeletal effects. *American Journal of Orthodontics and Dentofacial Orthopedics* **124**, 234–243.

第 11 章

真空成型主动矫治器

Jay Kindelan

　　正畸治疗最常见的是联合使用固定和(或)活动矫治器。从正畸医生的角度出发,这些矫治器可以产生复杂和精确的牙齿移动。然而,从患者的角度来看,这些矫治器不美观且不适感强。

　　近些年来,很多人都在致力于通过隐形矫治器达到有效的正畸牙移动。舌侧固定矫治器确实在美观上有很大进步,但这极大地牺牲了患者的舒适度,也增加了正畸医生的操作难度。

　　早在 1945 年,Kesling 博士就描述了一种柔韧的牙齿移动矫治器(Kesling,1945)。在过去的十年里,好几家公司改良真空成型保持器用于主动正畸牙移动(Tuncay,2006)。不同的实验技术都被用于制作真空成型主动矫治器。本章将集中讨论这些矫治器的临床适应证和潜在局限性。

学习成果

阅读本章后,你应该能:

- 解释什么是 VFAA。
- 了解 VFAA 的缺点。
- 了解一些可能出现的并发症。

适应证

　　有人认为 VFAA 可帮助实现绝大多数复杂的正畸牙移动(Vlaskalic 和 Boyd,2002 年; Boyd,2008)。但我们则认为 VFAA 可以实现的牙移动有很大的局限性。VFAA 尤其适合简单的倾斜牙移动。此外,它们在牙齿去扭转中也非常有效,甚至在一些配戴固定矫治器可能出现问题的患者中。也有报道称由于长期后牙咬合力的压入作用,持续的 VFAA 正畸治疗可以减少前牙开𬌗。

禁忌证

　　我们认为 VFAA 不应用于复杂的正畸牙移动,尤其是涉及拔牙的患者。VFAA 不能产生整体牙移动。此外,VFAA 在个别牙齿上施加压入或伸长的力量极其困难。一些学者描述了在支抗牙上使用唇侧附件来增加 VFAA 的固位来施加压低邻牙的力。但是能实现的压入通常是有限的,往往导致支抗牙的伸长。

并发症

简单的正畸问题使用 VFAA 可以在 6 个月内完成。然而,由于矫治器殆面全覆盖所产生的压入力,长期使用 VFAA 可能会导致后牙轻微的开殆(Iscan 和 Sarisoy,1997)。

考虑到矫治器完全包绕牙齿,患者需要有良好的口腔卫生和健康的饮食,以防脱矿、龋病和牙周问题的发生。

总则

病例类型

大多数 VFAA 患者是成年人,他们寻求正畸治疗的主诉多是切牙拥挤。这可能与牙-牙槽骨不调有关,不良的牙齿形态常常使问题加剧。切牙拥挤的患者通常有相对尖锐的接触点和锥形的牙冠形态。大多数采用 VFAA 治疗的患者需要在治疗中进行邻面去釉(IPR)。这在整平接触点的同时可以为排齐牙列提供空间,被认为能够提高长期稳定性。系统要求治疗中取印模,这确实在设计 IPR 上提供更大的灵活性。IPR 在治疗初期常很难定量,也很难精确控制。

VFAA 治疗尤其适合不愿考虑固定矫治器的成年患者(图 11.1)。此外,在有大量冠或贴面修复的成年患者中有较大优势。瓷修复体对正畸医师是一个挑战,因为固定矫治器要获得较好的粘接力很困难。显然,这对 VFAA 不成问题。

虽然 VFAA 治疗有明确的限制,有研究表明固定矫治器确实会有更好的治疗效果(Djeu 等,2005)。有研究表明 VFAA 可能会降低牙根吸收的风险,但还需要进一步的研究证实。

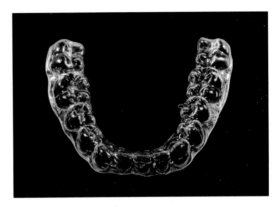

图 11.1　隐形矫治器,对应图 11.2 中第 8 个模型。

制造生产

VFAA 牙齿主动移动多是从错位最严重的牙齿开始。为牙齿需要移动区域的牙弓取高度精确的硅橡胶印模。如果对颌牙弓没有牙齿移动, 藻酸盐印模就足以制作一个标准正畸研究模型,用于判断可能存在的殆干扰。虽然一些制造商接受藻酸盐印模生产工作模型,但这可能会导致不准确,尤其是印模邮寄到技工室的这种情况。

技工室生产一系列排齐矫治器,逐渐减少牙齿错位的程度,从而排齐牙列(图 11.2 和图 11.3)。不同厂家连续矫治器之间牙齿移动的距离不同。但牙齿移动不能超过 0.25mm,这是公认的牙周韧带的宽度。通过这种方式,牙根一侧牙周膜压缩,对侧牙周膜牵张,骨改建发生,正畸牙移动才能实现。

不同的厂商系统提供的隐形矫治器有所不同。大多数制造商制订计划时围绕移动量最多的牙齿进行。有些系列提供 8 个矫治器,相当于 16 周的牙齿移动。之后,需要取一个新的硅橡胶印模,生产一个新系列的矫治器。其他一些制造商根据最初的硅橡胶印模制订出整个治疗计划。

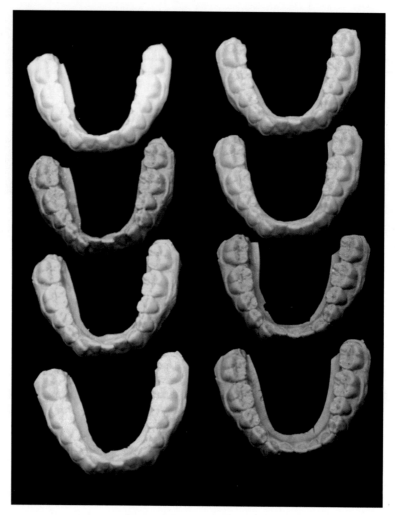

图 11.2　一组 8 个模型展示了一个下切牙拥挤的病例。通过模型可以看到下切牙位置逐步改善。这些模型没有展示完全排齐。(Reproduced with kind permission of Clearstep™.)

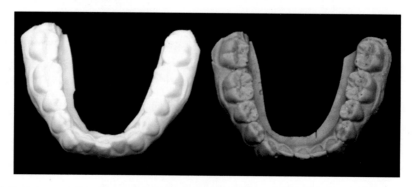

图 11.3　工作模型用于生产第一阶段 8 副矫治器。配戴第 1 和第 8 副矫治器之间间隔 14 周。需要更多的治疗以获得完全排齐。(Reproduced with kind permission of Clearstep™.)

一些系统在生产矫治器前采用计算机设计来检查和验证治疗目标。这些计算机治疗目标为患者提供非常有用的信息。少数学者认为颌间橡皮圈可以用来进行Ⅱ类或Ⅲ类牵引。我们则认为这种方式的颌间牵引是有限的，在需要较大的矢状向关系纠正的病例推荐使用固定矫治器。

VFAA 的配戴

要求患者除了吃饭全天配戴矫治器，饭后清洁牙齿后重新配戴。配戴时间不够会导致牙齿移动延迟甚至矫治失败。

对于大多数 VFAA 系统，每一副矫治器配戴 2 周。当初配戴矫治器时，患者会感觉牙齿很紧，但随着牙齿朝着它们最初确定的位置移动，会逐渐感觉配戴和摘除时更加舒服。2 周后，矫治器能轻松地取戴后，就可以要求患者配戴下一副矫治器了。

治疗结束时，一些患者选择配戴最后一副矫治器作为标准保持器。一些患者则粘接固定保持器。一般来说，在治疗前有严重扭转或是牙齿的位置不稳定时，会考虑粘接固定保持器(如严重拥挤前倾的下切牙)。

由于矫治器全覆盖牙列，一些临床医生对患者在治疗中的口腔卫生表示担忧。然而，几项研究表明，菌斑指数在治疗期间实际上有降低，可能与患者口腔卫生意识提高有关。

总结

- 适合治疗轻度错𬌗畸形。
- 能够治疗倾斜和旋转的牙齿。
- 就美观角度特别适合成年患者。
- 不适合牙整体移动。
- 伸长压低作用非常有限。
- 长期配戴可能会引起后牙开𬌗。
- 可能有助于治疗轻度前牙开𬌗。
- 不适合涉及拔牙的复杂病例。

病例

病例 1

成年患者,中切牙间间隙,有牙周疾病治疗史。检查:上颌中线 3.5mm 的间隙（图 11.4a,b)。此外,患者有相对过小牙,四个上颌切牙曾行瓷贴面修复治疗。患者很希望避免使用固定矫治器。下切牙区存在间隙,但患者不介意。

治疗计划采用 VFAA,倾斜、内收四个上颌切牙。治疗周期 6 个月,12 副矫治器。治疗结束后, 患者继续配戴其最后一副矫治器保持(图 11.4c,d)。后来由一个新的 VFR 取代,提供一个备用,以防丢失或破损。考虑过使用上切牙腭侧粘接固定保持器, 但由于是相对过小牙,钢丝可能会有较大的跨度没有支撑,正常配戴中容易折断。患者继续夜间长期配戴 VFR。

病例 2

成年患者右上中切牙严重扭转、拥挤(图 11.5a,b)。该牙由于不易清洁, 远中面曾龋坏。龋坏已经治疗。

这名成年患者不愿意配戴传统的固定矫治器,因此采用 VFAA 治疗。

牙列排齐用了 16 副矫治器。在这个过渡阶段,进行了一些邻面去釉,随后关闭间隙,6 副矫治器完成(图 11.5c,d)。主动治疗后患者继续长期夜间配戴 VFR。这名患者由于有深

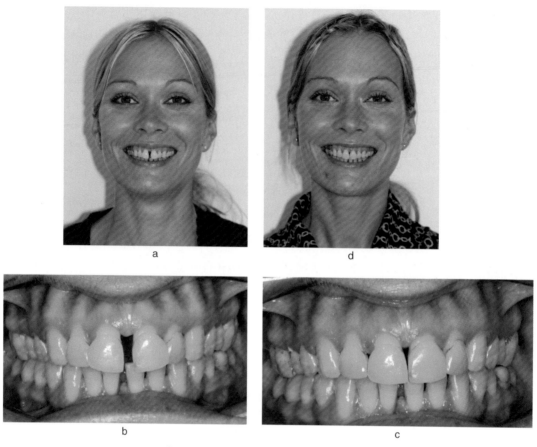

图 11.4   病例 1。(a)患者治疗前的微笑像；(b)治疗前口内正面像；(c)治疗后口内正面像；(d)治疗后口外像。

覆𬌗，不适用固定保持器。

病例 3

　　成年患者，主诉前牙突出（右上侧切牙前倾，图 11.6a–c）。患者不愿意配戴固定矫治器，但很愿意接受 VFAA。患者配戴一系列 VFAA（见图 11.6d–f），治疗结果显示在图 11.6g–j。这个病例显示压入和整平牙齿很困

难，完全纠正右上侧切牙的位置需要固定矫治器完成。

病例 4

　　成年患者主诉上颌牙齿扭转（右上侧切牙和左上侧切牙），上前牙间间隙。患者不愿意配戴固定矫治器，但很愿意接受 VFAA。治疗前和治疗后照片如图 11.7a–f。

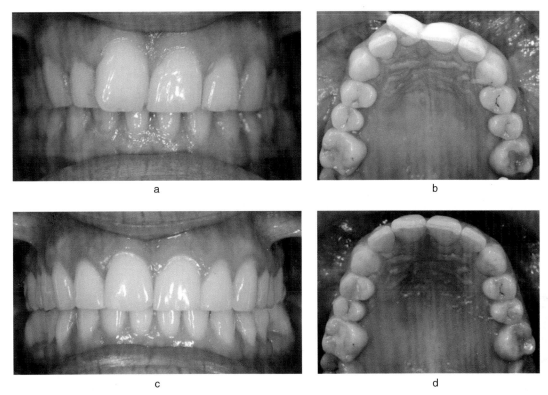

图 11.5　病例 2。(a)治疗前口内像；(b)治疗前上颌右侧扭转中切牙镜面像；(c)治疗后口内像；(d)治疗后上颌牙弓镜面像。(Reproduced with kind permission of Clearstep™.)

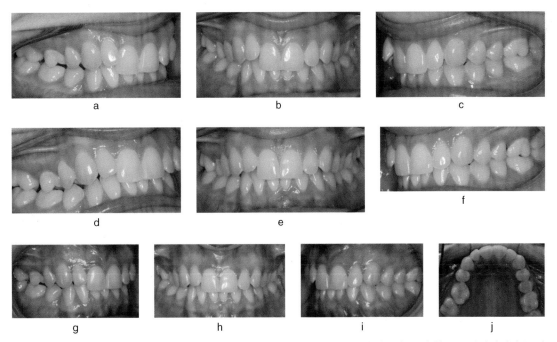

图 11.6　病例 3。(a)治疗前右侧口内像；(b)治疗前正面口内像；(c)治疗前左侧口内像；(d)治疗中右侧口内像；(e)治疗中正面口内像；(f)治疗中左侧口内像；(g)治疗后右侧口内像；(h)治疗后正面口内像；(i)治疗后左侧口内像；(j)治疗后上颌牙弓镜面像。患者拒绝进一步精细调整，对治疗结果较为满意。

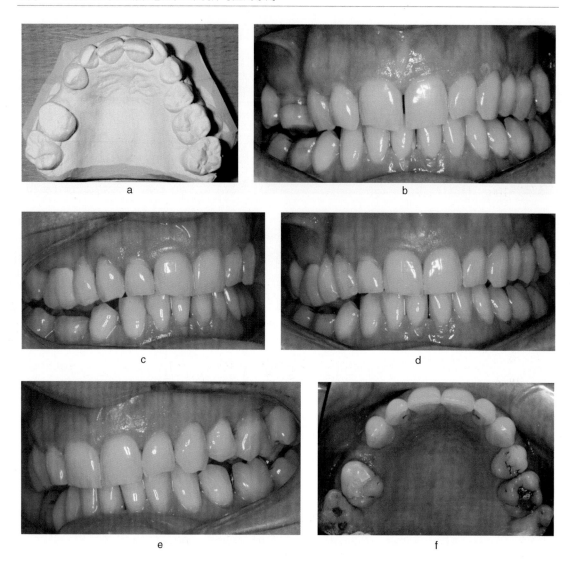

图 11.7　病例 4。(a)治疗前研究模型上颌牙弓；(b)治疗前正面口内像；(c)治疗后右侧口内像(修复桥)；(d)治疗后正面口内像；(e)治疗后左侧口内像；(f)治疗后上颌牙弓镜面像。

（郑雷蕾　曹礼　张赫　译）

参考文献

Boyd RL (2008) Esthetic orthodontic treatment using the Invisalign appliance for moderate to complex malocclusions. *Journal of Dental Education* **72**, 948–967.

Djeu G, Shelton C, Maganzini A (2005) Outcome assessment of Invisalign and traditional orthodontic treatment compared with the American Board of Orthodontics Objective Grading System. *American Journal of Orthodontic Dento-Facial Orthoptics* **128**, 292–298.

Iscan HN, Sarisoy L (1997) Comparison of the effects of passive posterior bite-blocks with different construction bites on the craniofacial and dentoalveolar structures. *American Journal of Orthodontic Dento-Facial Orthoptics* **112**, 191–198.

Kesling HD (1945) The philosophy of the tooth-positioning appliance. *Journal of Dental Research* **31**, 297.

Tuncay OC (2006) *The Invisalign System*. Quintessence, London.

Vlaskalic V, Boyd RL (2002) Clinical evolution of the Invisalign appliance. *Journal of the Californian Dental Association* **30**, 769–776.

索引